잠 못야기

모기 겐이치로 지음 | **박주홍** 감역 | **김선숙** 옮김

BM (주)도서출판 **성안당**

머리말

뇌에 대한 관심이 해마다 높아지고 있는 것을 느낀다. '뇌과학 붐'과 인공지능(AI)의 발달에 따른 위기감이 뇌에 대한 흥미 상승으로 이어졌다고 생각한다.

인공지능은 이미 많은 분야에서 인간의 능력을 넘어섰다. 바둑과 장기, 체스에서는 인공지능이 인간을 훨씬 능가하게 되었다. 계산 능력은 물론 패턴 인식 능력에서도 인공지능은 인간보다 앞선다.

이런 시대가 우리에게 요구하는 것은 무엇일까? 날마다 어떻게 살고 어떤 것을 유의해야 할까? 자녀교육은 어떻게 해야 할까? 전문가뿐만 아니라 일반인들도 자기자신에게 이런 질문을 던진다.

이 책은 뇌에 대한 흥미로운 토픽과 알아야 할 기본적인 지식을 그림과 함께 정리한 것이다. 처음부터 끝까지 읽고 나면 뇌에 대한 이해가 깊어져, 인공지능 시대에도 분위기에 압도당하지 않을 자신감이 생기지 않을까 생각한다.

인공지능의 발달이 놀랍기는 하지만 인간의 뇌가 인공지능에 뒤지는 것은 아니다. 특히 타인과 의견을 나누거나 감정을 공유하는 '커뮤니케이션', 그리고 지금까지 없었던 새로운 것을 생각하거나 창출해 내는 '창의성' 면에서 아직 인간의 뇌는 큰 가능성을 갖고 있다.

커뮤니케이션이나 창의성을 생각할 때 중요한 것은 한 사람 한 사람의 '개성'이다. 개성에는 결점과 장점이 있지만, 그 전체로서의 의미가 있을 뿐이다. 100이 있다면 100개의 개성이 있다. 개성에는 위도 아래도, 순위도, 편차값도 없다.

다만 하나뿐인 그 개성을 살리기 위해서는 먼저 자기자신을 알아야 한다. 전두엽에는 자신을 객관적으로 볼 수 있는 메타인지 기능이 있는데, 이를 통해 자신을 비춰주는 거울을 손에 넣어야 한다.

개성이라고 해서 한 사람 한 사람이 전혀 공통점이 없는 것은 아니다. 인간인 이상 어떤 사람의 뇌에도 해당하는 것이 있다. 뇌과학은 개성을 찾아내는 역할도 하지만 모든 사람에게 해당하는 성질을 알아내는 역할도 한다. 우선은 이 책을 통해서 뇌의 기능과 구조를 알았으면 좋겠다.

그런 다음 자신만의 독특한 능력이 무엇이며, 어떤 점이 결점이고 어떤 점이 장점인지 찬찬히 생각해 보길 바란다. 인생은 여행이다. 자신을 모르면 즐거운 여행을 하기에는 어려운 법이다.

인공지능 시대에 자신을 비추는 '거울'로서 이 책을 활용해 주었으면 좋겠다.

모기 겐이치로

뇌의 전체 구조

※측면에서 본 그림

뇌의 표면

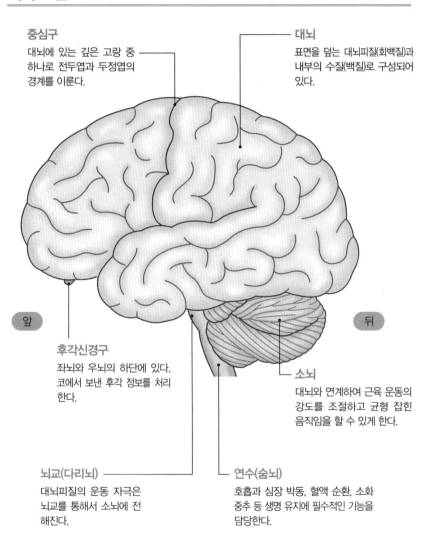

중심구
대뇌에 있는 깊은 고랑 중 하나로 전두엽과 두정엽의 경계를 이룬다.

대뇌
표면을 덮는 대뇌피질(회백질)과 내부의 수질(백질)로 구성되어 있다.

앞

뒤

후각신경구
좌뇌와 우뇌의 하단에 있다. 코에서 보낸 후각 정보를 처리한다.

소뇌
대뇌와 연계하여 근육 운동의 강도를 조절하고 균형 잡힌 움직임을 할 수 있게 한다.

뇌교(다리뇌)
대뇌피질의 운동 자극은 뇌교를 통해서 소뇌에 전해진다.

연수(숨뇌)
호흡과 심장 박동, 혈액 순환, 소화 중추 등 생명 유지에 필수적인 기능을 담당한다.

뇌는 크게 대뇌, 소뇌, 뇌간의 세 영역으로 구성되어 있다.
그중 약 85%를 대뇌가 차지한다.
뇌간은 대뇌와 간뇌 아래에 있고 중뇌, 뇌교, 연수로 구성되어 있다.
우리의 생명 활동의 중추인 뇌의 구조를 알아보자(자세한 내용은 제5장).

뇌의 단면

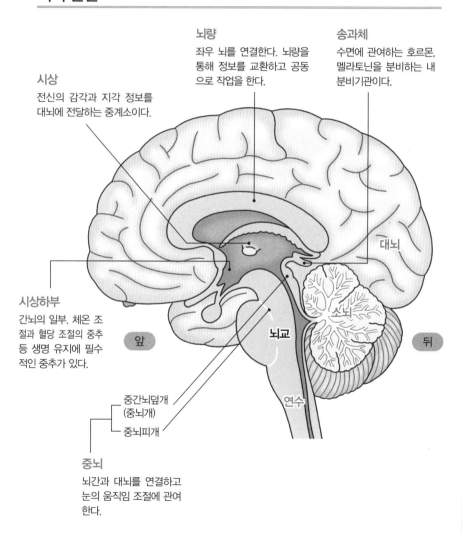

뇌량
좌우 뇌를 연결한다. 뇌량을 통해 정보를 교환하고 공동으로 작업을 한다.

송과체
수면에 관여하는 호르몬, 멜라토닌을 분비하는 내분비기관이다.

시상
전신의 감각과 지각 정보를 대뇌에 전달하는 중계소이다.

시상하부
간뇌의 일부. 체온 조절과 혈당 조절의 중추 등 생명 유지에 필수적인 중추가 있다.

앞

뒤

중간뇌덮개
(중뇌개)
중뇌피개

중뇌
뇌간과 대뇌를 연결하고 눈의 움직임 조절에 관여한다.

대뇌

소뇌

뇌교

연수

대뇌의 전체 구조

대뇌반구의 구조

전두엽
생각하고, 판단하고, 창조하고, 기억하고,
의욕을 창출하고, 감정 조절을 하는 등
인간다운 마음의 기능을 담당한다. 운동을
컨트롤하기도 한다.

두정엽
얼굴이나 손발 등에 닿는 감각
정보를 통합하고 시각적 공간
처리를 한다.

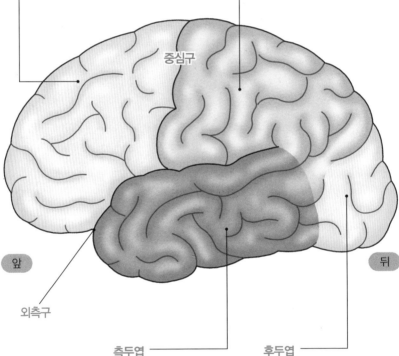

중심구

앞

뒤

외측구

측두엽
청각, 언어, 기억에 깊이 관
여하여 소리와 색깔, 형태의
정보 처리를 한다.

후두엽
시각 정보를 처리한다. 색채도
인식한다.

뇌의 대부분을 차지하는 대뇌는 우뇌와 좌뇌로 나뉘며,
나시 각각 뇌구(뇌고랑)라고 하는 깊숙히게 접힌 곳을 경계로 전두엽, 두정엽, 후두엽,
측두엽으로 나뉘어 있다.
대뇌의 표면은 대뇌피질이라는 신경세포가 모인 조직으로 덮여 있고,
부위마다 다른 기능이 있다(자세한 내용은 제5장).

대뇌반구의 구조

대상회
대뇌변연계에 있는 둥글고 긴 이랑. 혈압, 심박수, 호흡기
조절, 의사결정, 공감, 인지 등 정동(情動) 처리를 한다.

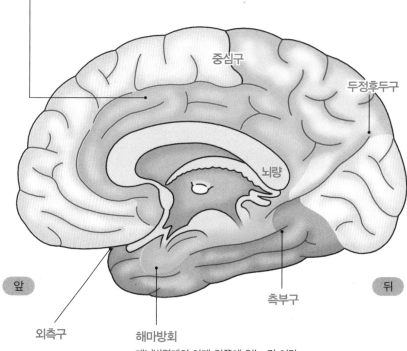

중심구

두정후두구

뇌량

앞

뒤

측부구

외측구

해마방회
대뇌변연계의 아래 안쪽에 있는 긴 이랑.
자연이나 도시 풍경 등 장소의 이미지라
고 하는 지리적 풍경에 대한 기억과 얼굴
인식에 관여한다.

생물의 뇌 진화의 역사

포유류 이전 척추동물의 뇌

포유류보다 기원이 오래된 양서류, 파충류는 위험으로부터 몸을 보호하는 시각엽, 후각신경구가 비대해져 있다.

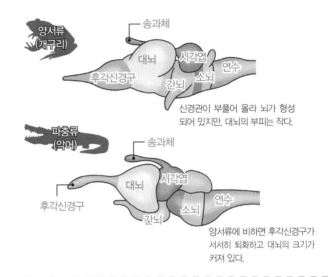

양서류 (개구리)

송과체

대뇌

시각엽

연수

후각신경구

간뇌

소뇌

신경관이 부풀어 올라 뇌가 형성되어 있지만, 대뇌의 부피는 작다.

파충류 (악어)

송과체

대뇌

시각엽

연수

후각신경구

간뇌

소뇌

양서류에 비하면 후각신경구가 서서히 퇴화하고 대뇌의 크기가 커져 있다.

포유류 뇌의 진화

포유류는 후각신경구가 퇴화하고 대뇌가 현저하게 발달해 있다. 특히 고등생물이 될수록 대뇌피질이 증가해 전체에서 차지하는 대뇌의 비율이 커져 있다.

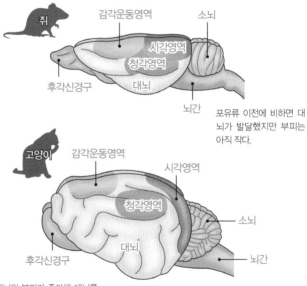

쥐

감각운동영역

소뇌

시각영역

청각영역

후각신경구

대뇌

뇌간

포유류 이전에 비하면 대뇌가 발달했지만 부피는 아직 작다.

고양이

감각운동영역

시각영역

청각영역

소뇌

후각신경구

대뇌

뇌간

대뇌의 부피가 증가해 대뇌를 접어 뇌덮개 안에 넣은 것처럼 겉면에 주름이 잡혀 있다.

뇌와 척수로 이루어진 중추신경계의 기원은 멍게 등의 원삭동물에서 볼 수 있는 신경관이라고 불리는 조직이다. 초기의 신경관에는 얼마 안 되는 신경세포밖에 없었지만, 그것이 진화하면서 인간의 두뇌로 발달한 것이다.
여기서는 동물과 사람의 뇌가 어떻게 다른지 진화 순으로 그 차이를 살펴본다.

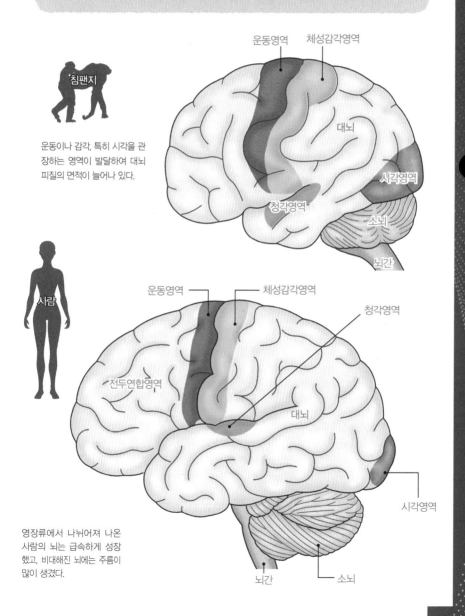

침팬지

운동이나 감각, 특히 시각을 관장하는 영역이 발달하여 대뇌피질의 면적이 늘어나 있다.

운동영역　　체성감각영역

대뇌

시각영역

청각영역

소뇌

뇌간

사람

운동영역　　체성감각영역

청각영역

전두연합영역

대뇌

시각영역

영장류에서 나뉘어져 나온 사람의 뇌는 급속하게 성장했고, 비대해진 뇌에는 주름이 많이 생겼다.

뇌간　　소뇌

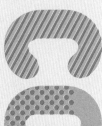
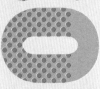
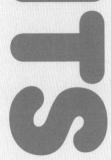

제3장
뇌는 기발하다 61
이제는 기발한 아이디어의 시대

11

제4장
AI와 뇌의 미래 83
AI 시대의 두뇌 활용법

제5장

뇌의 기능 101
뇌 기능의 일부를 들여다보자

12

제 1 장

뇌
사용 설명서

뇌에 대한 기초 지식

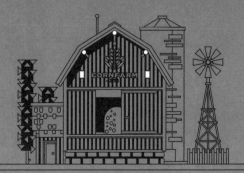

01 물질인 뇌가 어떻게 의식을 만들어낼까?

14

뇌 사용을 설명하다

아직도 밝혀지지 않은 현대 과학의 최대 수수께끼

물질에 불과한 뇌가 어떻게 의식 혹은 마음을 만들어 내는가가 최대의 관심사이다. 뇌의 신경세포도 따지고 보면 물질이다. 물질계의 활동과 반응은 결국 방정식으로 설명된다.

물질의 활동과 반응을 방정식 같은 형식적인 이론으로 풀어낼 수 있다고 주장하는 입장을 '물리주의'라고 하는데, 이 물리주의 입장에서는 의식을 만들어 내는 뇌도 의자나 책상, 돌멩이와 같은 물리적 대상과 본질적으로 다를 게 없다는 것이다.

그런데 현재의 지식을 종합하면 뇌 속 신경세포의 활동으로 인간의 의식이 만들어진다는 사실은 의심할 여지가 없다.

왜 그럴까? 힌트는 신경세포의 관계성에 있다. **신경세포 하나를 꺼내 배양해도 우리가 아는 인간의 의식은 생기지 않는다. 신경세포의 관계성을 통해 의식이 생기기 때문이다.**

이것은 현대 과학의 최대 수수께끼 중 하나이다. 나도 필생의 사업으로 생각하고 인간의 의식이란 게 무엇인지를 연구하고 있다. 하지만 유감스럽게도 아직 해답을 찾지 못했다.

이 수수께끼가 풀리면 아직 해명되어 있지 않은 다른 많은 수수께끼도 풀릴 가능성이 있다. 산다는 것은 무엇이고, 죽는다는 것은 무엇이며, 시간이란 무엇인가와 같은 철학적인 의문에 대한 열쇠가 발견될지도 모른다.

뇌가 '마음'을 만들어 내는 것이라면 뇌를 생각한다는 것은 곧 '우리의 인생을 생각한다.'는 것을 의미한다고 할 수 있다.

뇌가 의식을 만들어 내는 메커니즘

뇌의 대뇌피질은 신경세포가 응집해 만든 신경회로로 덮여 있다. 외부에서 들어오는 정보는 신경세포의 연계를 통해 전해진다. 이런 식으로 정보가 전달되는 중에 '의식'이 생긴다. 의식은 이때 분비되는 신경전달물질의 균형에 따라 긍정적일 수도 있고 부정적일 수도 있다.

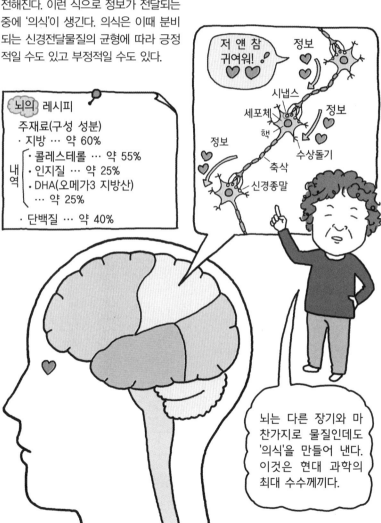

저 앤 참 귀여워!

뇌의 레시피

주재료(구성 성분)
· 지방 … 약 60%

내역
· 콜레스테롤 … 약 55%
· 인지질 … 약 25%
· DHA(오메가3 지방산) … 약 25%

· 단백질 … 약 40%

정보
시냅스
세포체
핵
정보
수상돌기
축삭
신경종말

뇌는 다른 장기와 마찬가지로 물질인데도 '의식'을 만들어 낸다. 이것은 현대 과학의 최대 수수께끼다.

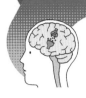

02 머리가 좋은 사람이란 어떤 사람을 말하는 걸까?

타인과 의사소통을 잘하는 사람

인간은 다른 동물보다 열등한 부분이 있는데도 이 정도로 문명을 발달시켜 왔다. 이 사실을 보면 조금은 '머리가 좋다'라고 생각해도 될 것이다. 인간의 좋은 머리는 어떻게 만들어지는 것일까?

현대의 뇌 과학에서는 **타인과 잘 지낼 수 있는 능력을 머리가 좋다고 여긴다.** 다른 사람과 마음을 맞춰 협력하며 사회를 만들어 나가는 데 좋은 머리의 본질이 있다는 것이다. 머리가 좋다는 것은 사회성과 깊이 관련되어 있는 셈이다. 타인의 관점을 상상하고 마음을 읽을 수 있는 인지적 능력을 '마음의 이론(Theory of Mind)'이라고 한다. 아무리 계산이 빠르다고 해도 컴퓨터에는 마음의 이론이 없다. 타인의 마음을 읽고 처음 만나는 사람과도 대화가 가능한 인간은 컴퓨터보다 여러 능력 면에서 훨씬 우수하다. 다른 사람의 마음을 읽고 처음 만나는 사람과도 원활하게 의사소통을 한다는 점에서 인간은 컴퓨터보다 훨씬 뛰어나다.

원숭이처럼 무리를 짓는 동물과 비교해도 인간의 사회적 지능이 뛰어나다는 사실은 의심할 여지가 없다. **현재까지의 연구 결과를 종합해서 엄밀히 따져보면 타인의 마음을 읽을 수 있는 것은 모든 동물 중에서 인간뿐이다.** 상대방의 생각을 쉽게 판단할 수 없는 경우에도 눈에 보이지 않는 상대의 마음을 느낄 수 있는 것은 인간뿐이다. 환상의 '찰떡 호흡'이라는 말은 이런 미묘한 인간관계를 나타낸다고 할 수 있다.

타인을 받아들이고 공생해 나가는 삶이 '좋은 머리'로 이어진다. 함께 잘 지내면 머리가 좋아진다는 말이다.

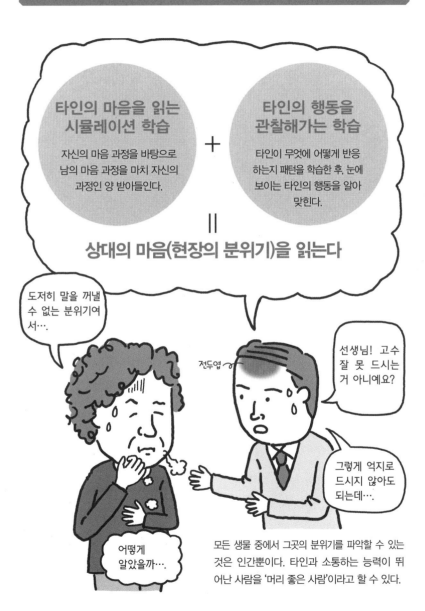

타인의 마음을 읽는
시뮬레이션 학습

자신의 마음 과정을 바탕으로
남의 마음 과정을 마치 자신의
과정인 양 받아들인다.

+

타인의 행동을
관찰해가는 학습

타인이 무엇에 어떻게 반응
하는지 패턴을 학습한 후, 눈에
보이는 타인의 행동을 알아
맞힌다.

=

상대의 마음(현장의 분위기)을 읽는다

도저히 말을 꺼낼
수 없는 분위기여
서….

선생님! 고수
잘 못 드시는
거 아니에요?

전두엽

그렇게 억지로
드시지 않아도
되는데….

어떻게
알았을까….

모든 생물 중에서 그곳의 분위기를 파악할 수 있는
것은 인간뿐이다. 타인과 소통하는 능력이 뛰
어난 사람을 '머리 좋은 사람'이라고 할 수 있다.

머리가 좋은 사람이란 어떤 사람을 말하는 걸까!?

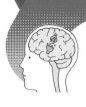

03 머리가 좋아지는 방법이 있을까?

집중하여 전두엽의 집중력 회로를 단련한다

영국의 심리학자 찰스 스피어먼(1863~1945년)은 인간의 수많은 능력에 공통하는 일반지능(General Intelligence, g인자)이 있다고 주장하고, 일반지능이 높은 사람은 다양한 분야에서 지적 적응 능력이 높다는 사실을 통계적 방법을 통해 보여주었다. 즉, '일반지능이 높다 = 머리가 좋다'라고 말할 수 있다는 것이다. 그 후 뇌과학 연구를 통해 일반지능이 높은 사람은 전두엽의 집중력 회로가 잘 움직인다는 사실을 밝혀냈다.

그렇다면 집중력을 단련하려면 어떻게 하면 좋을까? 나는 아이들에게 공부할 때는 최고 속도로 할 것을 권한다. 익숙해지기 전까지는 괴로울 수도 있지만 **계속하다 보면 최고 속도를 낼 수 있게 된다.** 이렇게 해야 전두엽의 집중력 회로를 단련할 수 있기 때문이다.

잡음이 있는 곳에서 공부나 일을 하는 방법도 추천한다. 하야시 오사무 선생님은 "언제 할까요? 지금이죠!"라고 했지만, 나 같은 경우는 이렇게 말하고 싶다. "어디서 할까요? 거실이죠!"

거실이라고 하는 **잡음이 많은 장소에서 집중하여 뭔가를 해야 전두엽 기억 회로의 기능이 강화된다.** 실제로 '도쿄대학 합격자는 거실에서 공부한 사람이 많았다'라고 하는 이야기를 들은 사람도 많을 것이다.

뇌 과학적으로 보면 인간의 전두엽은 어떤 장소에서도 순간적으로 집중할 수 있도록 설계되어 있기 때문에 집중해야 할 때는 언제든지 집중할 수 있도록 뇌에 습관을 들이는 것이 좋다. 이러한 훈련을 계속하게 되면 분명 머리가 좋아질 것이다.

일부러 힘든 조건을 붙이면 집중력이 높아진다!

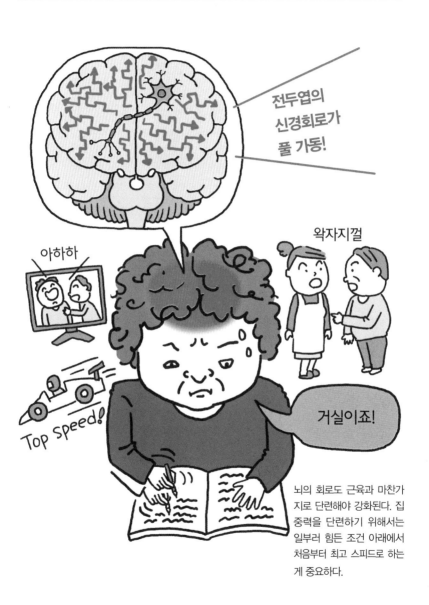

전두엽의
신경회로가
풀 가동!

아하하

왁자지껄

Top speed!

거실이죠!

뇌의 회로도 근육과 마찬가지로 단련해야 강화된다. 집중력을 단련하기 위해서는 일부러 힘든 조건 아래에서 처음부터 최고 스피드로 하는 게 중요하다.

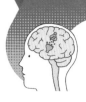

04 아이의 능력은 어디까지 가늠할 수 있을까?

능력은 뇌의 개성. 하나의 잣대로는 잴 수 없다

필기시험 성적이 좋지 않아 **공부를 잘 못한다는 말을 듣는 아이도 또다른 능력을 지닌 경우가 있다.** 예를 들면 지적 능력이나 일반적인 이해 능력 등에 특별한 이상이 없는데도 문자를 읽고 쓰는 데 어려움을 겪는 난독증이라는 학습 장애가 있다.

세계적으로 유명한 사람 가운데도 난독증(디스렉시아, dyslexia)을 겪는 경우가 종종 있다. 할리우드에서 활약하는 배우 톰 크루즈와 영화감독 스티븐 스필버그는 공표하고 있으며, 사업가에게도 많다.

우리 뇌 과학자들은 난독증을 겪고 있는 아이와 보통 아이의 능력을 같은 필기시험으로 비교하는 것은 공평하지도 공정하지도 않다고 생각한다. 왜냐하면 **능력은 뇌의 개성이기 때문이다. 더구나 하나의 잣대로는 인간의 개성과 능력을 측정할 수가 없다.**

2012년 미국에서 열린 강연회에서 탄소나노튜브를 이용한 췌장암 검사법을 생각했다는 15세 소년의 프레젠테이션을 보고 나는 놀라지 않을 수 없었다. 그 소년은 인터넷에서 논문을 검색하다가 기존의 방법보다 훨씬 저렴하고 효율적인 검사 방법을 찾아냈다는 것이다.

나는 초등학교 1학년 때부터 나비와 나방을 연구하는 학회에 가입하고 방과 후에는 정신없이 나비를 쫓아다녔다. 이처럼 **아이에 따라 관심거리가 다르다.** 언뜻 보면 공부를 싫어하는 것처럼 보이는 아이라도 흥미를 느끼는 무언가가 있기 마련이다. 그것을 알아주고 격려해주는 게 중요하다.

제1차 시각영역 시냅스의 밀도와 나이의 관계

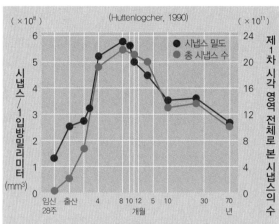

(Huttenlogcher, 1990)

시냅스 밀도
총 시냅스 수

뇌의 약 80%가 완성된 것으로 알려진 4세까지 다양한 체험을 통해 자극을 주어서 뇌의 신경회로를 늘리는 것이 바람직하다.

3~4세 사이에 뇌는 급속히 발달한다. 뇌의 시냅스는 생후 2개월~4개월에 급격하게 증가하는데, 8개월 만에 최대가 되고, 3세 무렵에는 성인과 거의 같은 수가 된다.

다양한 생활체험이 아이의 뇌를 키운다

인간의 뇌는 3~4세까지는 80%가, 6세경까지는 85%가, 10세경까지는 90%가 완성되는 것으로 알려져 있다. 이때까지 가능한 한 많은 양질의 자극을 줘야 균형 있게 발달한다. 일상생활 속에서 다양한 체험을 하고, 자연을 접하고, 좋은 책을 읽게 해야 아이의 뇌와 감성은 연마되어 간다.

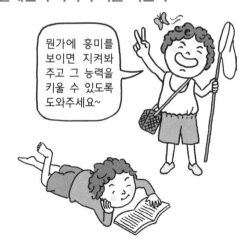

뭔가에 흥미를 보이면 지켜봐 주고 그 능력을 키울 수 있도록 도와주세요~

아이의 능력은 어디까지 가능할 수 있을까?

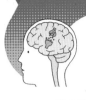

05 뇌를 즐겁게 하는 놀이에는 어떤 게 있을까?

스스로 규칙을 설계할 수 있는 놀이

아이들의 놀이를 예로 들어보자.

아이의 두뇌 발달에 놀이가 어떤 영향을 미치는지 그 메커니즘이 모두 밝혀진 것은 아니지만 말할 수 있는 것이 몇 가지 있다.

아이들이 즐겨 하는 놀이 중에 가장 먼저 컴퓨터 게임이 떠오른다. 하지만 이 놀이에서는 아이들이 놀이의 '생산자'가 될 수 없다. 원래 아이들은 종이와 연필 등 아주 간단한 도구만 있으면 무한하다고 해도 좋을 정도로 놀이를 만들어 낼 줄 안다.

놀이에서 중요한 것은 결과를 어느 정도 예상할 수 있으면서도 임의의 요소가 들어가는 풍부한 '우유성(偶有性)[1]'이 포함되어야 한다는 점이다. 이런 우유성 넘치는 놀이는 가장 고차적원인 뇌를 작동시키므로 교육 상의 효과는 헤아릴 수 없을 만큼 엄청나다.

또한 놀이를 궁리한다는 것은 우유성을 설계하는 것이기도 하다. 그리고 예전 아이들이 즐기던 딱지나 구슬치기에서는 룰을 스스로 정하는 것 자체가 논다고 하는 행위의 중요한 일부였다.

컴퓨터 게임에는 '우유성을 설계한다'는 요소가 결여되어 있다. 나는 예전 아이들이 하던 것과 같은 극히 작은 도구로 다양한 놀이를 궁리하는 그 시간을 지금의 아이들도 갖는 게 좋다고 생각한다.

이것은 어른도 마찬가지이며 룰을 강요당하기만 할 뿐 자신들의 창의력을 살릴 수 없는 것은 인간적인 성장도 별로 기대할 수 없는 게 아닐까 생각한다.

---

1 우유성… 존재할 수도, 존재하지 않을 수도 있는 사물 본연의 성질로 일시적으로 우연히 갖게 된 것을 가리킨다.

뇌가 기뻐하는 추천 놀이 'P&P'

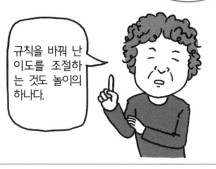

Paper & Pencil

예전 아이들이 좋아했던, 종이와 연필만 있으면 할 수 있는 놀이에는 우유성은 물론 머리를 쓰는 재미도 포함되어 있다. 너무 어려워도, 너무 쉬워도 뇌가 기뻐하지 않는다. 전력을 다해 열중하는 수준이 필요하다.

규칙을 바꿔 난이도를 조절하는 것도 놀이의 하나다.

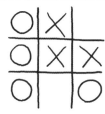

삼목게임(틱택토 게임) 2인용

종이에 우물 모양을 그린다. 가위바위보로 순서를 정하고, 이긴 사람이 먼저 좋아하는 칸에 ○를 그리고, 다음에는 진 사람이 좋아하는 칸에 ×를 그려 넣는다. 먼저 가로나 세로, 대각선 방향으로 세 개만 연속되면 이기는 게임이다. 오목보다 단순해 보여도 선의 수를 늘리면 난이도가 올라간다.

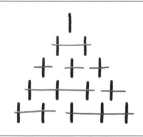

막대 지우기 2인용

종이에 세로 막대 5개를 그리고, 그 위의 단에 4개, 그 위에 3개, 그 위에 2개, 그 위에 1개의 세로 막대를 서로 어긋나게 피라미드식으로 그린다. 가위바위보를 해서 이긴 사람부터 가로 선으로 세로 막대를 원하는 만큼 지워나간다. 어떤 단에서 시작해도 좋으나, 이미 지워진 막대는 지울 수 없다. 대각선이나 세로로 지워도 안 된다. 마지막에 남은 막대를 지운 사람이 지는 게임이다.

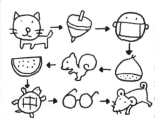

그림 끝말잇기 2인 이상

가위바위보로 순서를 정하고, 이긴 사람부터 종이에 그림을 그려 끝말잇기를 한다. 그린 그림이 무엇인지를 말해서는 안 된다. 앞 사람이 그린 그림이 무엇인가를 생각해서 그려나간다. 그림이 서툴러도 어떻게 그리면 상대에게 전해질까 생각하는 것이 중요하다. 끝나면 순서대로 그린 그림이 무엇인지 말해준다.

뇌를 즐겁게 하는 놀이에는 어떤 게 있을까?

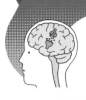

06 뇌의 스트레스를 푸는 방법이 있을까?

'멍 때리기'로 스트레스를 해소한다

스트레스가 지나치게 쌓이면 건강을 해치게 된다. 뇌도 마찬가지다. 늘 짜증이 나거나 사물에 집중하지 못하는 증상을 보인다면 스트레스 과다 상태가 아닌지 확인해보는 것이 좋다.

자기자신을 마치 외부에서 보듯이 객관적으로 인식하는 것이다. 이게 바로 '메타인지'다. 메타인지에는 뇌의 전두전야가 깊이 관여하는 것으로 알려져 있는데, 자신의 상태를 객관적으로 관찰하게 되면 마음이 보내는 신호를 받아들일 수 있다.

메타인지가 가능해졌을 때 '디폴트 모드 네트워크(Default Mode Network, DMN)' 같은 스트레스 해소 방법을 찾으면 된다.

지금까지 뇌 연구에서는 주로 '무언가를 하고 있을 때' 뇌가 어떻게 작동하는지 연구해 왔다. 그런데 '아무것도 하지 않을 때' 뇌가 어떻게 작동하는지 연구한 결과, 밝혀진 것이 디폴트 모드 네트워크이다. 아무것도 하지 않고 멍하니 있을 때만 활성화하는 신경회로가 있는데. 그것이 바로 디폴트 모드 네트워크라는 것이다.

최근 연구에 따르면 **디폴트 모드 네트워크가 가동되면 뇌의 다양한 영역을 조정해 정보나 감정을 정리하는 작용을 하는 것으로 알려졌다.** 말하자면 뇌의 청소부와 같은 존재로, 이것이 스트레스 해소에도 효과를 발휘한다고 보고 있다.

DMN(디폴트 모드 네트워크)을 활성화하기 위해서는 의식적으로 멍한 상태를 만들 필요가 있다. 이를 위한 효과적인 방법이 산책인데, 선 수행에도 머리를 비우고 걷는 '보행선(步行禪)'(38쪽 참조)이라는 것이 있다.

DMN을 활용하여 뇌내 정리

DMN(디폴트 모드 네트워크)은 아무 생각 없이 멍한 상태일 때 작동한다. 사실, 이 상태의 뇌는 어떤 과제에 몰두할 때보다 20배나 활발하게 움직이는 것으로 알려져 있다. 이때 기억의 조각을 서로 이어 붙이는 등 뇌 안을 정리한다는 것이다. 하지만 디폴트 모드 네트워크 상태에서 무의식적(마음방황)으로 과거의 불미스러운 일을 떠올리고 후회하면 부정적 신경회로가 강화돼 스트레스가 된다. 디폴트 모드 네트워크를 플러스로 활용하려면 의식적(마음챙김)으로 자신의 마음을 바라보는 것이 중요하다.

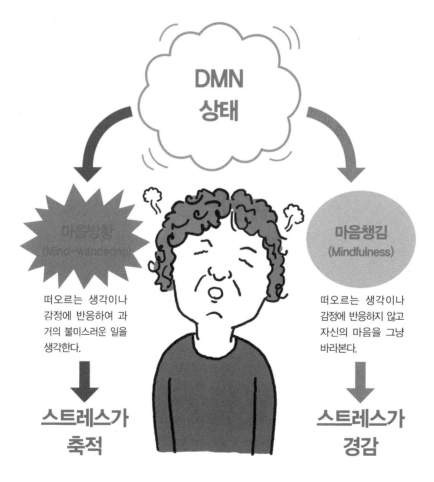

DMN 상태

마음방황 (Mind-wandering)

떠오르는 생각이나 감정에 반응하여 과거의 불미스러운 일을 생각한다.

스트레스가 축적

마음챙김 (Mindfulness)

떠오르는 생각이나 감정에 반응하지 않고 자신의 마음을 그냥 바라본다.

스트레스가 경감

뇌의 스트레스를 푸는 방법이 있을까?

07 뇌가 활성화되는 골든타임은?

아침 뇌는 쌩쌩하다!

뇌는 자는 동안 전날 경험한 기억을 정리하는 것으로 알려져 있다. 특히 이 기능이 활발한 시간대가 얕은 잠을 자는 렘수면 때이다. 잠들어 있는데도 뇌파가 깨어 있을 때와 같은 형태를 띠는 것이 특징이며, 꿈을 자주 꾸는 것도 이 시간대이다.

반면 곤히 잠든 상태가 논렘수면이다. 사람은 잠을 자는 동안 렘수면과 논렘수면을 번갈아 반복한다(122쪽 참조).

아침에 일어난 직후에는 기억이 편집되고 정리되어 있는 상태이기 때문에 뇌가 매우 쌩쌩하다. 그러므로 **아침은 새로운 정보를 받아들이기도 좋고, 새로운 아이디어를 창출하는 데도 좋은 시간대라고 할 수 있다.**

내가 아침에 도입하고 있는 루틴 몇 가지를 소개한다.

먼저 아침에 상쾌하게 눈을 뜨기 위해 보상을 준비한다. 나의 경우에는 커피와 초콜릿이다. 좋아하는 것을 입에 넣으면 뇌 속에서는 도파민이 분비된다. 이것이 의욕이나 집중력, 생산성을 올려 준다.

보상은 자기가 좋아하는 것이면 다 좋다. 좋아하는 사람과 의사소통을 한다고 하는 사회적인 보상도 뇌를 활성화시키는 좋은 방법이다. 뇌를 활동적으로 만들기 위해 햇볕을 쬐는 것도 효과적이다. 뇌는 햇볕을 쬐면 각성 스위치가 ON으로 바뀌는 회로가 있기 때문이다. 나는 날씨가 좋은 아침에는 산책을 겸해서 밖으로 나간다. 출근 전의 아침 시간을 유용하게 활용하는 '아침 활동'이 화제가 되고 있는데, 뇌과학적인 관점에서 봐도 의미가 있다고 할 수 있다.

뇌의 골든타임 - 모기 겐이치로식 아침 시간 활용 방법

아침은 하루 중 뇌가 가장 활발하게 움직이는 시간대이다. 그러니까 일어나는 즉시 활동을 시작하자. 아침에 일어나기 힘든 사람도 처음에는 괴로울 수 있지만 습관이 되면 생각하기도 전에 몸이 먼저 움직이게 된다. 이런 상태일 때, 뇌의 기능이 강화되고 직감력, 창의성의 토대가 만들어진다.

모기 겐이치로식 아침 시간 활용법

 밤 좋아하는 코미디 프로그램을 보면서 긴장을 푼 후 잠자리에 든다.

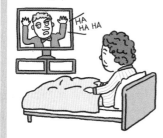

 수면

90분마다 논렘수면과 렘수면이 반복되는 수면 사이클을 활용한다. 얕은 잠(렘수면)을 잘 때 눈을 뜨면 상쾌하게 일어날 수 있다. 기억도 정리되기 때문에 아침 뇌는 상쾌하다.

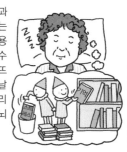

 아침 눈을 뜨는 순간부터 최고 속도로 움직인다. 머리맡에는 스마트폰과 맥북을 놓아두었다가 일어나자마자 트위터의 트렌드 워드를 체크한 후 가까운 편의점까지 걸으며 잠을 깬다. 햇볕을 쬐면 뇌를 깨우는 효과가 있다.

햇볕을 쬔다.

보상을 준비해 둔다

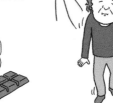

아침 3시간 동안 하는 일
- 트위터 트렌드 워드 체크 + 보상
- 메일 체크
- 아침식사 + 신문 체크
- SNS에 글 올리기
- 샤워
- 본격적인 일 시작
- 조깅(약 10km)
- 편의점까지 산책

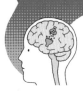

08 한가하게 빈둥거리면 뇌 기능이 나빠진다?

뇌는 스스로 자극이 될 만한 일을 만든다

　　미안한 얘기지만 나는 학회에서 다른 사람이 하는 말을 들을 때면 쉽게 지루해져서 손으로 뭔가를 시작해 버리는 버릇이 있다.

　물론 실제로 이야기가 재미없을 때도 있지만, 어지간히 재미있지 않으면 뇌는 지루함을 느낀다. 흥미를 끄는 특별한 자극이 들어오거나 작업을 하느라 손이 바쁜 상황이 아니면 자신의 뇌를 만족시키지 못하는 것이다.

　그렇다고 나의 뇌가 다른 사람들과 다르다고는 생각하지 않는다. **원래 인간의 뇌는 너무나도 쉽게 지루함을 느끼기 때문이다.** 자신은 그런 일이 없다고 말할지도 모르지만, 대부분 뇌가 무의식중에 처리해 버리기 때문에 눈치채지 못할 뿐이다.

　지루하다는 것은 공백이 생긴 뇌 속을 무언가로 채우고 싶다는 강한 욕구를 말한다. 뇌 속 신경세포는 외부 자극이 없는 경우에도 자발적으로 활동하고 있어 외부 자극이 부족하면 그 공백을 메꾸려고 스스로 뭔가를 만들려고 한다. 그 결과 자신도 생각지도 못한 것을 느끼기도 하고 생각하기도 한다. 그것이 기발한 아이디어가 되어 역사에 남을 만한 발명이나 발견으로 이어지기도 한다. 언뜻 보기에는 지루하고 부정적인 상태도 쓸모가 있는 셈이다.

　불안과 같은 부정적인 감정도 그것이 뇌의 균형을 깨뜨리는 것이 아니라면 어떤 역할을 하고 있을 게 분명하다.

지루함은 뇌를 깨운다

따분하면 뇌는 스스로 재미를 느낄 만한 것을 찾는다. 뇌에 있어 재미있는 놀이란 뇌 속을 정리하고 흩어진 기억의 조각들을 끼워 맞춰 새로운 무언가를 만드는 일이다.

따분할 때는 '이런 게 있으면 좋지 않을까', '그게 뭘까' 등을 가볍게 생각해 보는 것도 좋다. 어쩌면 뜻밖의 근사한 생각이 떠오를지도 모른다.

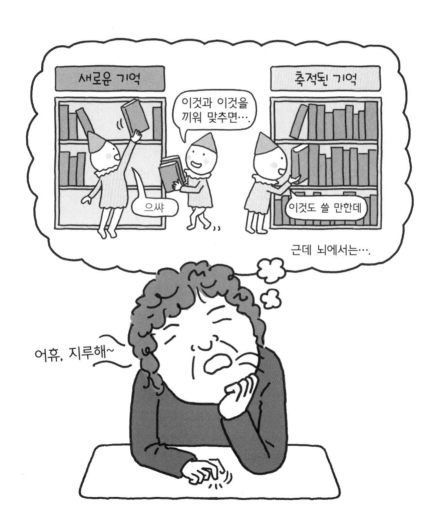

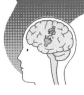

09 첫눈에 반하는 일은 어떻게 일어나는 걸까?

감정이 이론을 앞지르기 때문에 생긴다

만나는 순간 상대방에게 끌려서 좋아하게 되는 것을 첫눈에 반했다고 말한다. 이것은 본인의 의사와는 관계없이 일어나는 일이라서 뇌의 존재를 느끼지 않을 수 없다.

어떻게 해서 첫눈에 반하는지 알아보기 위해 지금까지 다양한 실험을 했으나 아직 뚜렷한 결론은 나와 있지 않다. 다만, 관련된 연구가 있을 뿐이다.

연구에 따르면 **대부분 2초 만에 대상에 대해 판단을 내린다고 한다.** 한 대학 수업을 한 학기 동안 받은 학생과 그 수업의 동영상을 2초간 본 학생들에게 그 수업이 재미있었는지 평가하게 하는 실험을 한 결과, 양쪽 평가는 거의 일치했다. 즉, 아주 짧은 시간 안에 다양한 정보를 받아들이는 능력이 있다는 것이다. 첫눈에 반하는 것도 상대의 외모, 분위기 등의 정보를 한순간에 받아들이고 판단한 결과일 것이다. 이것은 아직 가설 단계이지만 뇌의 구조와도 일치한다.

일반적으로 인간의 뇌는 논리를 관장하는 회로보다 감정을 관장하는 회로의 정보처리 속도가 빠른 것으로 알려져 있다. 그 때문에 감정(편도체를 중심으로 한 회로) 정보가 논리(대뇌신피질을 중심으로 한 회로)를 앞질러 버리기도 한다.

첫눈에 반한다는 것은 대뇌신피질이 상대방 정보를 논리적으로 자세하게 해석하기 전에 감정 회로가 '이 사람, 너무 좋다!'는 결론을 내린 상태이다.

사람을 좋아하게 되는 일은 직감에 의한 바가 크다고 할 수 있다.

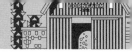

첫눈에 반하는 사랑의 메커니즘

첫눈에 반하는 일에 깊이 관여하는 부위는 정동(情動) 반응 처리와 기억을 담당하는 편도체다. 편도체를 중심으로 한 감정 시스템의 신경회로가 상대방을 즉흥적으로 판단한다. 반면, 대뇌신피질은 첫눈에 반하게 된 이유를 확인해 정당성을 갖게 한다. 미국의 한 조사에 의하면 첫눈에 반해서 결혼한 커플은 55%에 달하는데, 그중 이혼한 사람은 남성이 약 20%, 여성은 10% 이하라고 한다. 미국인의 이혼율은 약 50%이므로 첫눈에 반해서 결혼한 커플의 이혼율은 매우 낮다고 할 수 있다.

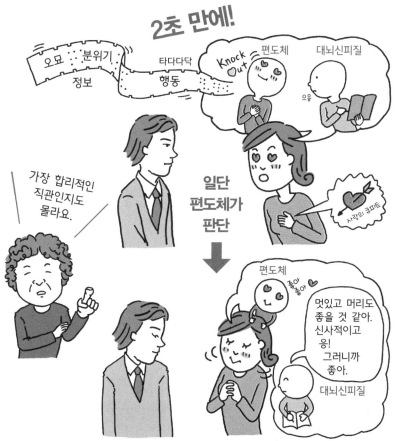

나중에 대뇌신피질이 반한 이유를 확인해 준다.

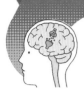

10 도박에 빠지는 이유가 뭘까?

도파민이 행복감을 높여주기 때문이다

도박은 절대로 이길 수 없는 게임이다. 그런데도 사람들은 불확실성이 내재되어 있는 도박에 끌려 중독되기까지 한다. **인간의 뇌는 불확실한 것에 끌리는 경향이 있기 때문이다.**

그런 까닭에 베팅해 적중하기라도 하면 날아갈 듯한 쾌감을 느낀다. 예상이 적중된 것을 아는 순간 뇌 속에서는 보상 계통의 물질인 도파민이 분비된다. '쾌감 물질'이라고 불리는 도파민은 행복감과 의욕을 북돋아주는 호르몬이다.

도파민 분비가 반복되는 사이에 도파민을 분비하는 전두엽을 중심으로 한 신경회로망이 강화된다. 이렇게 해서 **뇌 자체가 고양감에 휩싸이고, 그 쾌감을 다시 맛보고 싶다는 욕심을 갖게 되면서 도박에 빠져버리게 된다.**

하지만 도박으로 행복을 느끼는 것은 아주 잠깐이다. 돈을 벌었다고 해도 내기를 계속하다 보면 궁극적으로는 반드시 마이너스가 된다. 규칙 자체가 도박판을 벌인 물주가 돈을 벌게 만들어져 있기 때문이다.

인생에도 어떤 도박적 요소가 있다. 입시, 취직, 연애, 결혼, 일 등 모두 성공 여부를 끝까지 알 수 없다. 다만 인생과 도박은 규칙이 다르다.

도박은 반드시 마이너스가 되지만 삶은 열심히 노력하면 플러스가 될 확률을 높일 수 있다. 인간은 불확실성에 끌리는 법이지만, 기쁨을 얻고 싶다면 도박에 빠지기보다 공부나 연애, 일 같은 것에 에너지를 쏟는 쪽이 훨씬 의미가 있을 것이다.

'빠져듦'에서 '중독'으로의 메커니즘

무언가에 빠져들어 중독으로까지 이어지면 되돌리기가 꽤 어렵다. 반복되는 자극에 의해서 뇌의 신경회로가 점점 강화되어 자신의 의지로는 컨트롤할 수 없는 상태에 빠지기 때문이다. '그만두고 싶어도 그만둘 수 없는' 상태에 빠지는 그 메커니즘을 알아보자.

의존의 종류

- **물질에 대한 의존**
  술, 담배, 마약처럼 정신적으로 의존하는 물질로 인한 중독.

- **과정에 대한 의존**
  도박 등 특정 행위나 과정에 필요 이상으로 열중하고 빠져 버리는 상태.

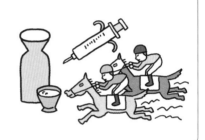

의존하는 뇌의 메커니즘

❶ 알코올이나 약물 또는 도박 등의 자극 상태

❷ 도파민이 분비
의존 대상의 자극을 받으면 도파민이 분비된다. 이에 따라 중추신경이 흥분하고 뇌가 쾌감을 느낀다.

❸ 보상 회로가 완성된다
도파민을 청하는 보상 회로가 뇌내에 완성된다.

❹ 도파민이 강제로 분비된다
보상회로에 의해 의존 대상을 체내에 주입하는 행동이 습관화. 그 결과 도파민이 강제로 분비된다.

❺ 중추신경이 마비된다
점차 쾌감을 느끼는 중추신경의 기능이 저하되어 간다.

❻ 새로운 자극을 원하게 된다
이전과 같은 느낌을 얻고자 점점 더 의존 대상을 찾게 된다.

❼ 중독으로
의존 대상을 아무리 수중에 넣어도 만족감을 얻을 수 없고, 초조함이나 불안, 부족함이 증가하여 돌이킬 수 없는 상태가 된다.

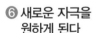

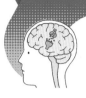

11 트라우마를 극복하려면 어떻게 해야 할까?

뇌 안에 긍정적인 사고 회로를 만든다

사람이 죽음의 위험을 느낄 정도의 공포에 직면하면 정동과민(情動過敏, 급격한 감정의 움직임)과 기억을 조절하는 편도체의 기억이 강화될 수 있다. 이것이 트라우마가 생기는 근원이다.

트라우마란 충격적인 경험이 정신적 고통과 상처로 남아서 현재까지 영향을 주는 것을 말하며, 이 역시도 뇌의 작용에 의한 것이다.

과거의 충격적인 경험이 선명히 떠오르는 현상을 플래시백(Flashback)이라고 하는데, 이로 인해 심한 고통을 겪는 것이 외상후 스트레스 장애(PTSD)다.

극복하려고 '잊어버리자', '생각하지 말자'며 트라우마를 억압하면 반대로 작용해 트라우마가 더 심해지는 경우도 적지 않다.

트라우마를 극복하기 위해서는 가능한 한 뇌 속에 긍정적인 회로를 만들어야 효과를 발휘할 수 있다. 예컨대 무언가를 생각할 때 트라우마 경험 등 부정적인 회로를 피할 수 있는 긍정적인 경로를 확보하여 가급적 그 곳을 통과하도록 해야 한다.

일단 트라우마로 뇌 속에 완성된 회로는 쉽게 사라지지 않지만, 긍정적인 회로를 만들어 이를 사고의 우회 도로로 사용하는 것이다. 어느 정도 트라우마와 마주 볼 수 있게 되면 자신에게 그 경험이 왜 트라우마가 되었는지, 그 경험에서 어떤 것을 느꼈는지, 자신의 인생에서 그것은 어떤 의미를 갖는지 돌아보면서 트라우마를 극복할 수도 있다.

부정적으로 생각하는 버릇을 차단하는 긍정적 회보 만들기

트라우마까지는 아니더라도 생각날 때마다 우울해지는 기억은 누구나 있게 마련이다. 우연한 기회에 과거의 경험이 되살아나 우울한 기분에 휩싸이면서 부정적인 생각에 빠지는 경우가 있다. 그렇게 되지 않기 위해 부정적인 생각을 긍정적인 생각으로 바꾸는 방법에 대해 알아보자.

❶ 즉시 기분을 전환한다

싫은 기억이 되살아났을 때는 지금 눈앞에 있는 작업에 집중한다. 그것도 가능한 한 빨리 작업에 집중하면 부정적인 사고를 일단 중단할 수 있다.

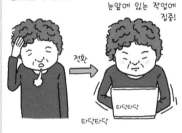

❷ 자신의 호흡을 의식한다

몸의 힘을 빼고 코로 천천히 숨을 내쉰 다음, 내쉴 때의 절반 정도의 시간을 들여 코로 숨을 들이마신다. 마음이 편안해졌다고 느낄 때까지 반복한다.

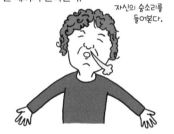

❸ 좋아하는 물건이나 일을 생각한다

좋아하는 사람, 좋아하는 음식, 취미 등 이유 없이 단순히 행복한 기분이 될 수 있는 것을 몇 가지 알아두었다가 우울한 기분이 들면 그쪽으로 스위치를 전환한다.

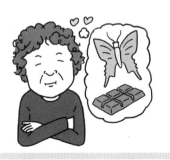

❹ 몸을 움직인다

운동을 통해 전두엽야가 단련되면 집중력과 판단력을 높일 수 있다. 거기다 운동이 습관화되면 스트레스를 해소하는 데도 도움이 된다.

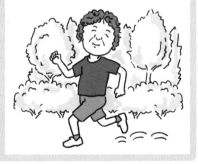

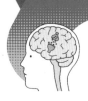

12 마음챙김 명상은 왜 뇌에도 좋은 걸까?

'지금, 여기'에 의식을 집중해 DMN(디폴트 모드 네트워크)을 만들기 때문이다

인간은 하루에 6만 번 생각한다고 한다. 그리고 이중 대부분은 자신의 의사와는 무관하게 자동적으로 떠오르는 생각과 감정이다. 그런데 생각나는 대로 그냥 내버려 두면 생각이나 감정이 자동 조종 상태에 빠지기 때문에 미래에 대해 불안을 느낄 수도 있고 과거에 있었던 일을 생각하며 후회할 수도 있다. 이 악순환을 끊는데 마음챙김 명상이 도움이 될 수 있다. 마음챙김(Mindfulness)이란 '지금, 여기'서 일어나고 있는 일만을 바라봄으로써 마음속에서 일어나는 감정이나 생각을 판단하지 않고 냉정하게 관찰하는 마음의 상태를 말한다.

마인드풀니스는 흔히 '마음챙김'이라고 번역하는데, 최근에는 뇌과학과 심리학, 인지과학 분야에서도 이 마음챙김에 관심을 갖고 있다. 또한 미국의 첨단 IT 기업에서는 감정에 휘둘리지 않고 보다 객관적인 시야를 유지하기 위해 마음챙김 명상을 사내 연수에 도입하고 있어 인지도가 급속히 높아지고 있다.

마음챙김 상태가 되면 뇌 속에서는 어떤 일이 일어나는 걸까?

앞에서 언급했던 디폴트 모드 네트워크(DMN)이다. 명상이나 보행선(步行禪) 등을 하고 있을 때는 뭔가를 생각하는 것이 아니기 때문에 뇌가 아무것도 하지 않는 공회전 상태가 되어 디폴트 모드 네트워크가 활성화되기 쉽다. 이렇게 되면 뇌가 정리 정돈되어 깨달음을 얻기도 쉽고, 스트레스가 해소되기도 하고, 창의성이 높아지기도 한다.

자기 자신을 받아들여 '지금, 여기'를 받아들이는 동시에 성공이나 목표의 과정을 맛보며 즐기는 것, 이것이 마음챙김이다.

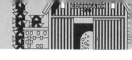

마음챙김 명상의 권유

마음챙김은 뇌를 쉬게 함으로써 스트레스를 해소하고 기발한 아이디어가 생길 수 있는 상태로 만드는 일종의 명상이다. 명상하는 습관을 들이면 긍정 회로가 강화될 수도 있다. 여기서는 내가 실천하고 있는 모기 겐이치로식 마음챙김 명상을 소개하겠다.

마음챙김의 2대 정의

❶ 판단하지 않는다

자신이 지금 어떤 상태에 있든 판단하거나 평가하지 않고, 단지 관찰한다.

❷ '지금 이 순간'에 의식을 둔다

떠오르는 생각이나 감정에 반응하며 과거나 미래를 생각하는 것이 아니라, '지금 이 순간'에 의식을 집중한다.

마음챙김 명상 실천법 ①

● 불안이 사라지는 '깨달음의 호흡법'   5~10분 × 1일 2회

1 가장 눈이 맑은 시간대에 마룻바닥이나 의자에 똑바로 앉아 몸의 힘을 뺀다.

2 호흡에 집중하고 복식호흡을 한다. 이때 몸이 어떻게 움직이는지에 의식을 집중한다.

3 전신의 움직임을 의식하는 동시에 코끝에 의식을 집중한다.

4 집중이 끊겨 다양한 생각과 감각에 의식을 빼앗기면 다시 호흡에 집중하도록 한다.

5 호흡이 안정적이면 지금 자신의 마음에 떠오르는 것에 주의를 기울인다. 다만, 어떤 판단이나 비판은 하지 않고 그냥 관찰만 한다.

떠오르는 생각과 감정, 감각을 관찰하는 훈련이다. 일에 대한 불안한 감정이 떠오른다면 '아, 이 일을 생각하는구나.'라고 생각하고, 다리가 저리면 '다리에서 보낸 신호가 뇌에 도달했나보다.' 하는 식으로 생각과 감정을 제3자의 눈으로 바라본다.

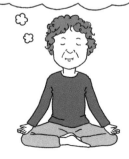

마음챙김 명상 실천법 ②

● 마음을 닦는 '전신 스캔' 5~10분 × 1일 2회

1 몸의 힘을 빼고 위를 향해 편안하게 바닥에 눕는다.

2 발끝, 발목, 종아리, 무릎 아래 등 몸의 어느 한 부위에서 다음 부위로, 그리고 몸 전체로 의식을 옮겨 간다. 이때 '예전에 발목을 다쳤지.' 하는 생각은 하지 않고 그냥 느끼도록 의식한다.

3 생각과 감각이 차례로 떠올라 연상되기 시작하면 37쪽 '깨달음의 호흡법'을 실천하여 마음을 편안하게 유지한다.

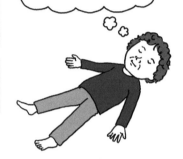

하루 2회 정도 하면 몇 주 후에는 생각과 감정, 감각이 변화하고 부정적인 생각이 없어진다.

익숙해지면….

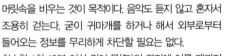

마음챙김 명상 실천법 ③

● 보행선(步行禪)

1 '깨달음의 호흡법'을 의식해서 느긋하게 마음먹고 기분 좋은 속도로 걷는다.

2 자신이 잘 알고 있는 장소를 걷는다. 익숙해질 때까지는 공원 같은 곳을 몇 바퀴 돌아도 좋다.

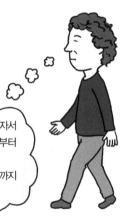

머릿속을 비우는 것이 목적이다. 음악도 듣지 않고 혼자서 조용히 걷는다. 굳이 귀마개를 하거나 해서 외부로부터 들어오는 정보를 무리하게 차단할 필요는 없다.
최소한 1회 10분 이상 걸어 무(無)의 경지에 이를 때까지 걷는다. 업무 중 이동할 때도 보행선을 하면 좋다.

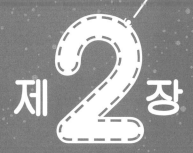

제 2 장

뇌는 성장한다

뇌의 능력을 최대한으로 발휘시키는 방법

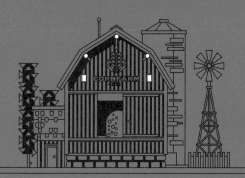

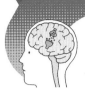

13 두뇌력을 최대한 끌어올리는 방법은 뭘까?

새로운 것에 도전해야 뇌가 활성화된다!

아무리 작은 것이라도 무언가에 도전하면 뇌내의 신경 전달물질인 도파민이 분비된다.

도파민은 운동 조절과 호르몬 조절 외에도 쾌감, 의욕, 학습 등에 관여하며, 도파민 분비에 의해 뇌의 회로가 강화되는 '강화학습'이라는 현상이 일어난다.

강화학습은 도파민이 분비되기 직전에 이루어졌던 행동을 강화하는 작용도 한다. 예를 들어 '나는 공부를 못한다'고 생각하는 아이가 싫어하던 공부에 도전해 시험 점수가 확 오르기라도 하면 큰 기쁨을 느끼기 때문에 공부에 대한 의욕이 폭발적으로 증가한다. 이 역시 도파민이 작용한 것이다.

강화학습의 중요한 키워드 중 하나가 게임화이다. 게임화란 공부에 게임 요소를 집어넣는 것이다. 예를 들어 영어 단어를 10분 안에 전부 외우려는 타임 프레셔(시간적 압박)도 게임화 기법 중 하나이다.

타임 프레셔는 전력을 다해도 할 수 있을까 말까 할 정도로 빠듯하게 시간을 설정하는 것이 포인트다. **빠듯하게 시간을 설정했는데도 해냈을 때의 성취감은 다음 도전에 대한 의욕을 북돋아준다.** 이런 기법은 아이들의 학습에 사용하는 경우가 많다. 어른도 무언가에 도전하면 도파민이 분비된다. **게임화라는 기법을 사용하여 자신의 뇌를 자신이 직접 키워가는 게 어떨까?**

뇌를 자극하는 게임화

게임화를 일상의 일과 학습에 활용하면 뇌의 활성화를 꾀할 수도 있다. 고통이라고 느끼기 쉬운 일도 즐긴다는 생각으로 임하다 보면 뇌의 보수계가 자극되어 행동력과 집중력이 높아진다. 뇌를 활성화하는 게임화 기법을 소개하겠다.

게임화의 포인트

❶ 목표를 명확하게 세운다

예를 들어 '영어 단어 10개를 30분 안에 외운다', '기획서를 2개 쓰고 나서 쉰다' 등 달성 목표를 구체적으로 정한다. 목표는 열심히 노력해야 달성할 수 있을 만큼 빠듯하게 정한다.

❷ 주제를 설정한다

목표를 결정했으면 달성 후 만족감을 얻을 수 있는 주제를 설정한다. '영어 단어 10개를 30분 안에 외우면 SNS를 10분간 보겠다'는 등 달성한 후에 즐거운 일이 기다리고 있다면 전두엽의 회로가 자극된다.

게임 설정의 예

타임 프레셔
(시간적 압박)

무엇무엇을 몇 분만에 마치겠다는 식으로 시간 제한을 설정해 두면 집중력이 높아진다. '오늘 중으로 기획서를 2개 쓴다.' 식의 애매한 제한으로는 달성감을 높일 수 없다.

주제 설정의 예

보상

보상에는 좋아하는 것이나 물건을 설정하면 정신적인 격려가 되기도 한다. 음식도 좋고, 목욕이나 좋아하는 사람에게 전화를 거는 등의 행위도 좋다.

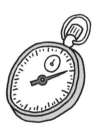
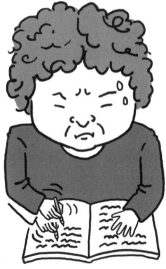
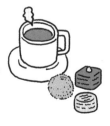

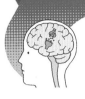

14 뇌도 칭찬하면 성장한다는 게 정말일까?

'즉시', '구체적으로' 칭찬하면 뇌가 기뻐한다

"저는 잘한다 잘한다 하면 더욱 잘하려고 노력하는 타입이에요."라고 말하는 사람이 있다. 칭찬받으면 누구나 기뻐하겠지만, 뇌과학적인 관점에서 정말 칭찬을 받으면 더 잘하려고 하는 걸까?

정답은 YES다.

칭찬을 받으면 보수계 도파민의 활동이 몇 배 증가하는 것으로 알려져 있다. 요컨대 뇌가 기뻐한다는 것이다. 그때 중요한 것은 타이밍이다. **보수계 도파민의 특징은 원인이 된 행위와 가까운 시간에 칭찬하지 않으면 의미가 없어져 버린다는 것이다. 그러니까 그 자리에서 바로 칭찬하는 것이 중요하다.** 그리고 또 하나 중요한 것이 특정성이다.

"너 대단하다."고 칭찬하는 방법은 특정성이 없다. 그보다는 **그 사람이 어떻게 발전했는지를 구체적으로 특정하고 칭찬하면 효과가 있다.** 예를 들면 "지난달에 비하면 이만큼이나 늘었구나, 대단하다."라고 칭찬하는 거다.

한 올림픽 선수로부터 어떤 정상급 선수라도 코치가 붙어 있어야 실력이 향상된다는 얘기를 들었다. **그때의 코칭의 포인트는 선수 본인에게는 보이지 않는 과제나 뛰어난 점을 구체적으로 피드백해 주는 것이라고 한다.**

이와 같은 일은 일상생활에도 응용할 수 있는 게 아닐까?

칭찬하면 뇌도 기뻐하며 성장해간다. 코칭의 역할이라는 것은 매우 고차원적인 일이라는 생각이 든다.

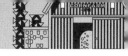

칭찬하면 뇌가 기뻐하는 메커니즘

칭찬을 받으면 뇌에 도파민과 세로토닌이라는 신경전달물질이 분비된다. 도파민은 의욕을 느끼게 하고 세로토닌은 안정감과 편안함을 느끼게 한다. 칭찬한 사람 또한 칭찬받고 기뻐하는 사람을 보면 자신의 성과라고 느끼고 역시 도파민이 분비된다.

칭찬의 포인트

❶ 즉시

앞에서도 설명한 '강화학습'을 바탕으로 칭찬할 만한 행동이 있으면 즉시 칭찬한다. 강화학습 사이클은 칭찬받아야 자연스럽게 선순환된다.

❷ 구체적으로

칭찬할 때는 "그 문제를 풀다니 대단해." 보다는 "지난번에 못 풀었던 킬러 문제인데 이걸 풀다니 대단해."라고 구체적으로 말하는 것이 중요하다.

● 칭찬의 효과

칭찬받은 쪽

- 도파민이 분비되어 의욕이 솟는다.
- 세로토닌이 분비되어 정신적으로 안정된다.
- 칭찬받은 행동의 회로가 강화되어 그 행동을 취하게 된다.
- 칭찬해 준 사람에게 신뢰감을 느낀다.

칭찬한 쪽

- 상대가 기뻐하는 모습이 자신의 성과라고 느끼고 도파민이 분비된다.
- 자신이 칭찬했는데도 뇌는 칭찬받았다고 착각하고 도파민을 분비한다.

의욕이 생겨 능률이 향상된다.

뇌가 활성화된다.

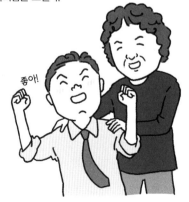

좋아!

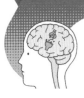

15 망각은 뇌의 노화 현상?

망각은 젊음과 창의력을 유지할 수 있는 기회

알고 있으면서도 잊어버리고 기억하지 못할 때가 있다. '알고 있다'는 느낌은 분명히 있으나 생각나지 않아 답답하고 머리에 안개가 낀 듯한 기분이 들 수도 있다.

'이미 알고 있다'는 이러한 인식을 뇌과학에서는 '기지감(旣知感)'이라고 한다. 처음부터 모른다는 확신이 있는 경우에는 생각해 낼 필요가 없기 때문에 아무것도 느끼지 않는다. 그런데 기지감이 있는데도 기억하지 못하면 답답해서 자신의 기억력에 대한 믿음마저 흔들릴 수 있다.

기억이 되살아날 때는 측두엽이 관여하는 것으로 알려져 있다. 앞에서 설명했듯이 판단과 사고 기능을 담당하는 전두엽에서 기억이 축적되어 있는 측두엽에 '이런 게 필요하다.'며 정보를 요청하는 신호를 보낸다.

기지감은 기억 장치에서 데이터를 꺼내는 첫 단계이다. 기지감에서 기억 장치에 바통 터치가 잘되지 않았을 때 잊어버리는 일이 생긴다.

잊어버리고 생각이 안 날 때는 확실히 짜증이 난다. 하지만 **기억해내려고 할 때 뇌가 활성화하는 느낌이 있는 것도 사실이다.** 기억해내려고 애쓸 때 뇌가 온갖 수단을 총동원한다.

사실 기억해내려고 애쓰는 일은 창조의 과정과 비슷하다. **잊어버린 것을 생각해냈을 때는 새로운 것을 만들어 냈을 때와 마찬가지로 무언가를 해냈다는 고양감에 휩싸인다.**

깜빡 잊었을 때 떠올리는 것을 포기하지 않고 어떻게든 기억하려고 애쓴다면 언제까지나 젊은 창의력을 유지할 수 있을 것이다.

망각은 창의력을 키우는 계기가 된다

잊어버리고 기억이 나지 않으면 남에게 묻거나 스마트폰 등에서 찾아보고 싶겠지만, 사실은 어떻게든 자력으로 기억해내야 뇌의 창조력이 단련된다. 사실 뇌가 기억해내려고 할 때 사용하는 회로는 뇌가 새로운 것을 창조할 때 사용하는 회로와 똑같다. 기억해내려고 할 때 뇌 기능이 충분하게 발휘되며, 기억해냈을 때 도파민이 분비되어 상기 회로가 강화된다.

까먹는 걸 기억해내면 이런 효과가….

까맣게 잊고 있는 중

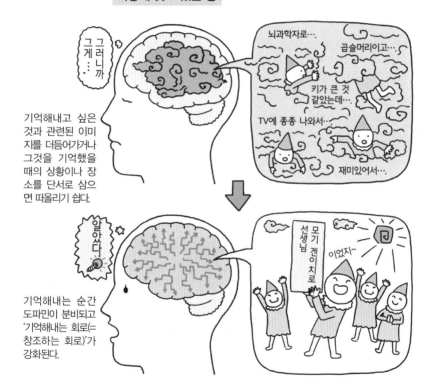

그게 그러니까…

기억해내고 싶은 것과 관련된 이미지를 더듬어가거나 그것을 기억했을 때의 상황이나 장소를 단서로 삼으면 떠올리기 쉽다.

뇌과학자로…
곱슬머리이고…
키가 큰 것 같았는데…
TV에 종종 나와서…
재미있어서…

알았다!

기억해내는 순간 도파민이 분비되고 '기억해내는 회로(=창조하는 회로)'가 강화된다.

모기 겐이치로 선생님
이었지~

망각은 창의력을 높일 수 있는 기회!

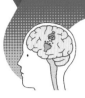

16 잃어버린 자신감은 되찾을 수 있을까?

> 우선 자신감을 갖자. 근거는 확인하려는 노력으로 증명하면 된다!

아기를 지켜보면 자신감이 넘쳐 보인다. 기어 다니기 시작하면서 '나, 할 수 있을까?'라고는 생각하지 않는다. 걷기 시작할 때도 '오늘은 컨디션이 나쁘니까 내일 하자.'라고 주저하는 모습도 보이지 않고 과감하게 도전한다.

그런데 어른이 될수록 사람들은 아무런 근거도 없이 자신감을 잃고 무언가를 하지 않는 것에 대한 변명만 잘한다.

"그렇게 말하지만 그건 이상론일 뿐이고 현실적으로는 어려운 일이죠." 하고 말이다. **만약 내 눈앞에 자신감을 잃어버린 사람이 있다면 "무조건 자신감을 가져라. 그리고 그것을 뒷받침하는 노력을 하라."고 말해 주고 싶다.**

꿈만 늘어놓을 뿐, 그것을 실현하기 위한 노력을 하지 않는 사람은 결국 그 꿈을 믿지 않는다는 증거다. 만약 '이 꿈이 반드시 이루어진다.'는 자신감이 있다면 이것저것 따지지 않고 무조건 노력할 것이기 때문이다. 그리고 무조건 자신감을 보이는 사람은 다른 사람에게도 자신감의 근거를 묻지 않는다. 그것이 자유로운 분위기를 만들어 주위 사람들에게도 무조건적 자신감이 전해질 것이다. 또한 자신감을 잃고 심한 열등감으로 위축되어 있는 사람에게는 열등감도 개성임을 인식시킬 필요가 있다.

그 개성을 자신이나 주위가 받아들여 준다면 사람이든 집이든 회사든 그것이 안전기지가 되어 무언가에 도전하려는 용기도 생겨날 것이다.

뇌를 그런 기분이 들게 하는 요령

좌절하고도 자신감 있게 앞을 향해 나아가면 전두엽이 자극을 받아 다양한 회로가 강화된다. 무기력하고 의욕이 없을 때일수록 이것저것 따지지 말고 자신감을 갖자. 자신감의 근거는 노력으로 보이면 된다.

① 몸을 움직인다

몸을 움직여보자. 대뇌기저핵의 일부에는 의욕을 관장하는 '담창구(淡蒼球)'라 불리는 부위가 있는데, 운동을 해야 담창구가 활성화된다.

② 실패 내용을 기록해두고 검증한다

실패했다면 실패한 내용을 적어두고, 정말로 자신감을 잃을 정도의 실패였는지, 그 밖에 어떤 해법이 있었는지, 제3자의 시점으로 다시 생각해 보자.

③ 망상으로 전두전야를 자극한다

전두엽의 전두전야(前頭前野)는 사고와 창조를 관장하기 때문에 삶에 대한 의욕과 밀접하게 관련되어 있다. 그러므로 진지하게 망상을 해서 전두전야를 자극해 보자. 노력하면 실현될 가능성이 있는 것을 생각하면 의욕이 솟는다.

④ 자신만만한 사람을 흉내낸다

이것저것 따지지 않고 무조건 자신감을 갖기 위해서는 자신만만해 보이는 사람의 언행을 관찰하고, 흉내를 내보는 것도 효과적이다. 자신이라면 하지 않을 언행을 일부러도 하면 사고 패턴이 바뀔 것이다.

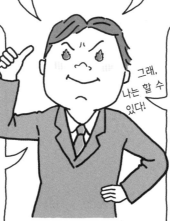

그래, 나는 할 수 있다!

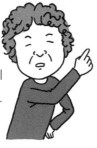

실패해도 포기하지 않는 것이 중요!

자신감이 없어도 입꼬리를 올리며 미소를 짓기만 해도 뇌는 기분이 좋다고 착각하고 긍정적으로 움직이기 시작한다. 일단 행동을 바꿔보라.

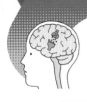

17 뇌는 새로운 것과의 만남을 좋아한다는 게 정말일까?

낯선 곳으로 떠나는 여행이 뇌를 활성화시킨다

일상에서 벗어나 지금까지 가 본 적이 없는 곳으로 여행을 떠난다고 하자. 이때 뇌에는 어떤 일이 일어날까?

여행의 매력은 보고 듣는 것, 먹는 음식, 만나는 사람 등 모두 새로운 것과의 만남이라는 데 있다. **새로운 것과의 만남은 뇌의 호기심 회로를 활성화시켜 도파민 등 여러 가지 행복감을 동반하는 신경전달물질을 다량으로 분비시켜 준다.**

사실 뇌의 신경세포에 같은 자극을 여러 번 주었을 때 맨 처음에 유난히 크게 반응하는 것으로 알려져 있다. 두 번째, 세 번째, 횟수를 거듭할수록 반응은 점차 약해져 간다.

낯선 땅, 그곳에서 마주하는 모든 것이 '처음' 경험하는 것이므로 뇌를 크게 활성화해 줄 게 분명하다.

뇌의 기억을 관장하는 해마에는 위치를 아는 '장소 세포'라는 것이 있다. 이것도 미지의 땅에서 더욱 활성화된다.

여행 계획을 세울 때는 뇌의 전두엽이 활성화된다.

아무리 면밀하게 계획을 세운다 해도 여행에는 사건이 따르기 마련이다. 여행은 필연과 우연 사이에 있는 우유성에 노출되기 때문이다. **뇌는 우유성에 대응할 수 있도록 설계되어 있다. 그러므로 인간의 뇌 본래의 잠재 능력을 발휘하는 데에도 여행이 매우 효과적이고, 뜻밖의 흥미로운 발견이나 우연한 행운, 의외의 재미를 의미하는 '세렌디피티 (Serendipity)'도 뇌를 활성화시켜 준다.** 이와 같이 여행은 뇌를 활성화시키고 뇌를 젊게 만드는 작용도 기대할 수 있을 것이다.

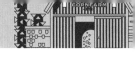

뇌를 활성화시키는 세렌디피티

'세렌디피티'란 말은 영국 작가 호러스 월폴이 친구에게 보낸 편지에서 『세렌딥(스리랑카의 옛이름)의 세 왕자』라는 동화에 나오는 세 왕자를 빗대어 우연히 만나는 행운을 '세렌디피티'라고 부르자고 제안하면서 널리 알려졌다. 그 후 과학의 세계에서도 세렌디피티란 말을 사용하고 있다. 한 노벨상 수상자는 예측하지 못한 세렌디피티 덕에 위대한 발견을 하게 되었다고 말하기도 했다. 세렌디피티를 만나는 데는 다음과 같은 '3가지 a'가 중요하다.

세렌디피티를 만나기 위한
'3가지 a'

action
(행동)
그저 막연히 기다리는 것만으로는 우연한 행운과 만날 수 없다. 여행을 떠나는 목적이나 이유가 무엇이든 다 좋다. 일단 행동으로 옮겨보자. 미지의 땅으로 떠나는 것이다.

awareness
(자각)
모처럼 행운이 찾아왔는데도 그것을 깨닫지 못한다면 아무런 의미가 없다. 시야를 조금 넓혀 시야의 끝에 있는 것을 깨달을 수 있도록 '주변 시야'를 갖자.

acceptance
(수용)
자신의 가치관과 맞지 않아도 거절하기보다 받아들이는 쪽을 선택하자. 그것이 기발한 생각을 하는 힌트가 될 것이다.

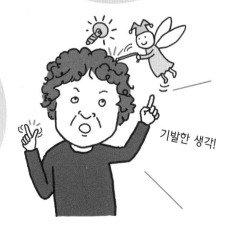

기발한 생각!

뇌는 새로운 것과의 만남을 좋아한다는 게 정말일까?!

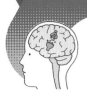

18 책에서 얻는 지식보다 삶의 체험이 왜 중요하다는 걸까?

삶에서 체험하는 기억의 정리가 뇌를 단련시킨다

공부를 잘하는 우등생은 확실히 우수하다. 뭔가 부족한 점이 있다고 느끼게 하는 것은 삶의 체험이 부족하기 때문이라고 생각한다.

무슨 일이 벌어질지 알 수 없는 복잡하기 짝이 없는 현대 사회를 살아나가기 위해서는 삶의 체험이 필요하다.

'기억'이라는 관점에서 볼 때 삶의 체험에는 독특한 특성이 있다. 특정 의미로 정리되기 이전의, 바꾸어 말하면 '편집 전'의 노이즈가 풍부하게 포함되어 있다.

책이나 영상을 통해서 얻을 수 있는 지식은 누군가가 정리하고 편집해 준 것이다. 물론 이것도 필요하긴 하지만 스스로 궁리해서 어떻게든 자신의 말로 만들어 나가려는 적극적인 측면이 결여되어 있다.

삶의 체험은 뇌의 대뇌피질 측두엽에 기억으로 축적된다. 뇌에 축적된 기억은 오랜 세월에 걸쳐 서서히 편집된다. 그리고 **온갖 노이즈가 가득한 체험에서 '의미'를 찾아내는 편집 작업은 뇌를 더욱 단련시키고 성장시킨다.**

기억은 한번 새겨진다고 해서 그대로 계속 정지해 있는 것이 아니다. 오랜 시간에 걸쳐서 계속 편집되는 것이다. 예를 들어 오래전에 체험했던 일의 기억이 갑자기 떠오르더니 문득 그 의미가 깨달아지기도 한다.

이런 일이 일어나는 것도 뇌 속에서 그때의 기억이 계속 편집되고 있기 때문이다. 이런 점에서 인간은 몇 살이 되든 삶의 체험을 거듭해 가야 할 것이다.

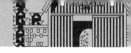

삶의 체험에 헛된 것은 없다!

주위 환경의 일부로 존재하는 우리 인간은 몸으로 느끼고 생각하며 진화해왔다. 우리가 몸으로 느끼는 것을 '신체성'이라고 부른다(100쪽 참조). 삶을 체험하며 얻은 지식은 신체성을 수반한 지식이라고 할 수 있다. 예를 들어 책을 통해 한라산에 대해 알았다고 해 보자. 실제로 한라산에 올라가면서 얻을 수 있는 정보의 양과는 분명히 차이가 있다. 실제로 체험한 것들은 기억으로 뇌에 저장돼 의외의 상황에서 번뜩이는 아이디어의 재료로 쓰인다.

하나의 체험으로부터 방대한 정보를 얻는다!

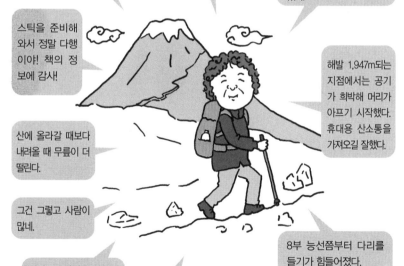

정상에서 마신 물, 정말 맛있었지.

한라산의 날씨는 변덕스럽다. 갑자기 비가 내렸다.

책에는 삼림한계(森林限界)가 5부 능선이라고 되어 있는데, 더 위에도 나무들이 있다.

스틱을 준비해 와서 정말 다행이야! 책의 정보에 감사!

해발 1,947m되는 지점에서는 공기가 희박해 머리가 아프기 시작했다. 휴대용 산소통을 가져오길 잘했다.

산에 올라갈 때보다 내려올 때 무릎이 더 떨린다.

그건 그렇고 사람이 많네.

의외로 고산식물도 구경할 수 있다. 엉겅퀴가 참 예쁜 꽃이란 걸 알았다.

산장에는 도시락이 마련되어 있었다. 도시락에는 연어가 들어 있었다!

8부 능선쯤부터 다리를 들기가 힘들어졌다.

멀리 떠나지 않고 근처를 조깅하는 것만으로도 지금까지 몰랐던 정보를 체험할 수 있다. 그것이 뇌에 자극을 준다.

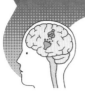

19 뇌 건강을 유지하는 비결이 있을까?

건강하기를 바라며 노력하는 것도 뇌 훈련의 하나

　　　　더 기억력을 좋게 하고 싶고 더 감성을 높이고 싶다, 죽을 때까지 생생한 기억력을 유지하고 싶다 등 자신의 뇌에 대한 욕망은 끝이 없다. 그만큼 뇌 건강에 대한 사람들의 관심이 높다고 할 수 있다.

서점에는 '이렇게 하면 머리가 좋아진다'며 독자의 관심을 끄는 책도 많다.

뇌도 하나의 장기라서 그 건강에 신경이 쓰이고 성장하기를 바라는 것은 어쩌면 당연하다. 그렇다고 뇌의 다양한 메커니즘과 작동 과정을 모두 컨트롤할 수는 없다.

우리 인간이 의식적으로 할 수 있는 것이라면 몰라도, 나머지는 뇌의 자연스러운 생명력에 맡기는 수밖에 없다.

좋은 책을 읽고, 새로운 만남을 갖고, 작은 일이라도 늘 도전하는 일 이상으로 뇌에 좋은 것은 없다. 다만, 그렇게 했을 때 그 노력이 뇌에 미치는 영향을 컨트롤할 수는 없다. 무의식의 과정이기 때문이다.

하지만 **그 지식이나 체험, 의욕 같은 것이 뇌를 활성화시키는 작용을 하는 것만은 틀림없다.** 그리고 그것들이 기억으로 축적되고 오랜 시간에 걸쳐 재편집되어 몇 년 뒤에 생각지도 못했던 새로운 발견과 기발한 아이디어로 이어질 가능성도 충분히 있다.

뇌 훈련은 나이 든 사람도 언제든 시작할 수 있다.

'젊게 살고 싶다.'는 욕망을 가지고 노력한다면 이미 뇌가 바뀌었다고 할 수 있다.

뇌에 좋은 영양소

우리 몸에서 뇌가 차지하는 비율은 고작 2%에 불과하다. 하지만 뇌가 사용하는 에너지는 무려 24%나 된다는 사실을 알고 있는가. 말하자면 뇌는 잘 먹는 '대식가'이다. 뇌도 하나의 장기니까 정상적으로 작동하기 위해서는 그만큼 에너지가 필요하다. 포도당은 뇌의 에너지원으로 잘 알려져 있지만, 그 외에도 필요한 영양소가 있다. 뇌 건강을 유지하는 데 효과를 기대할 수 있는 영양소를 소개한다.

DHA(오메가3)

효능 뇌 조직에 많이 존재하는 DHA는 뇌와 신경의 발달을 촉진하는 작용을 한다. 특히 성장기 어린이에게 중요하며, 뇌의 기능을 활발하게 하여 기억력과 집중력을 향상시킨다.

함유된 식품 정어리, 고등어, 꽁치, 전갱이, 참치, 아보카도 등

필수 아미노산 티로신

효능 도파민의 원료. 부족하면 도파민이 만들어지지 않고, 우울증 등의 증상도 있다.

함유된 식품 아몬드, 아보카도, 바나나, 소고기, 닭고기, 초콜릿, 커피, 달걀, 녹차, 요구르트, 수박 등

필수 아미노산 트립토판

효능 세로토닌 원료. 세로토닌은 이 영양소로만 만들어진다.

함유된 식품 돼지고기(살코기), 소고기(살코기), 두부·낫토·된장 등의 콩 식품, 참깨, 치즈, 우유, 요구르트 등

폴리페놀

효능 기억력, 사고력을 높이는 테오브로민 등이 함유되어 있다.

함유된 식품 초콜릿, 콩 식품, 녹차, 홍차, 커피, 적포도주, 메밀, 양파, 감귤류 등

비타민 B$_6$

효능 포도당 흡수를 돕고 신경전달물질인 도파민, 아드레날린, 노르아드레날린, 가바(GABA), 아세틸콜린 등의 생성을 돕는다.

함유된 식품 밀 배아유, 쌀, 감자, 소고기, 돼지고기, 닭고기, 달걀, 우유, 유제품, 해산물, 렌틸콩, 피망, 견과류 등

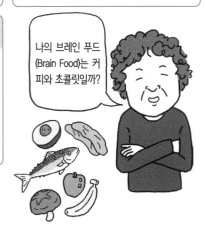

나의 브레인 푸드(Brain Food)는 커피와 초콜릿일까?

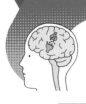

20 빈둥거리며 시간을 보내면 뇌가 퇴보한다?

본능적으로 뇌는 도전을 반복한다

'아무것도 하지 않고 빈둥거리며 시간을 보내는 게 좋다'고 말하는 사람이 있다. 현대는 이런 사람이 살기 어려운 시대라고 할 수 있을지도 모른다. 하지만 그런 느긋한 사람의 뇌에도 새로운 것에 도전하고 싶은 욕구가 본능으로서 잠재되어 있다.

인간은 태어날 때부터 새로운 것에 도전하여 차례차례 새로운 것을 배워 간다. 아무 생각 없이 빈둥거리며 시간을 보낸다고 해도 뇌는 새로운 것을 배우기를 원한다. **적극적으로 도전하고 싶다면 심리적 안전기지가 필요하다.**

영국의 심리학자 존 볼비(1907~1990년)는 아이들을 관찰하다가 안전기지가 필요하다는 사실을 발견했다. 아이는 보호자가 지켜봐 준다는 안도감이 있어야만 비로소 그 탐구심을 충분히 발휘할 수 있다는 것이다. 반면 안정감을 얻지 못한 아이는 탐구심이 약한 것으로 나타났다.

안도감과 탐색의 균형이 유지되어야 뇌의 대뇌피질 아래에 있는 대뇌변연계를 중심으로 한 감정 시스템이 기능을 발휘한다. **언제라도 돌아갈 수 있는 사람이나 장소가 있다는 안심감이 새로운 것에 도전하는 의욕을 생기게 해 감정 시스템의 기능을 활발하게 하는 것이다.**

'탐색을 위한 안전기지'의 개념은 어린이뿐 아니라 성인에게도 적용할 수 있다. 어른이든 아이든 탐색에 필요한 안전기지가 확보되어 있어야 적극적으로 도전할 의욕이 생긴다. 심리적 안전기지는 뇌를 성장시키는 데 빠뜨릴 수 없는 요인이라고 할 수 있다.

도전을 밀어주는 뇌의 안전기지를 만든다

아이에게는 보호자로부터 받는 '안도감'이 안전기지인데 반해, 어른에게는 경험이나 기술, 인맥, 자신의 가치관 등이 안전기지라고 할 수 있다. 안전기지가 있으면 불확실한 일에도 도전할 용기가 생긴다.

뇌는 불확실한 것과 우유성이 있는 것을 좋아한다. 그리고 용기를 내 새로운 도전에 첫발을 내딛는 순간부터 뇌는 설레고 흥분하며 활성화하기 시작한다.

어른에게 필요한 안전기지

지금까지 쌓아온 경험과 기술, 인맥, 가치관이 자신감과 용기를 준다.

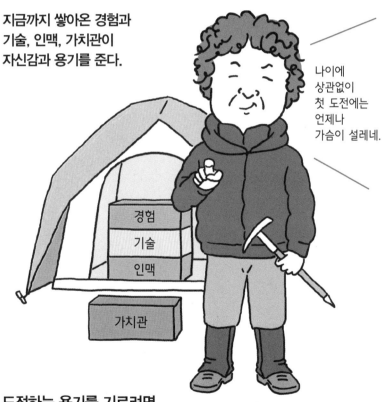

나이에 상관없이 첫 도전에는 언제나 가슴이 설레네.

경험

기술

인맥

가치관

도전하는 용기를 기르려면

'팔굽혀펴기 매일 50회 하기', '영어 단어 하루 10개 외우기' 등 작은 것이라도 좋으니까 과제를 만들어서 해 보자. 성공하면 자신을 과장되게 칭찬하라. 그런 경험을 거듭하다 보면 뭐든 '할 수 있다'는 자신감이 생긴다.

21 자신이 원하는 대로 뇌를 바꿀 수 있다?

원하는 방향으로 뇌는 진화한다

생물이 진화하는 데 방아쇠 역할을 한 것이 무엇일까? '열심히 하는 것'이라고 주장하는 사람이 있다. 코끼리는 물을 마시려고 코를 뻗는 사이에 코가 길어졌고, 기린은 높은 곳에 있는 잎을 먹으려고 발돋움하는 사이에 목이 길어졌다는 것이다. 물론 이것은 속설에 지나지 않는다. 그런데 뇌의 진화에 관한 한 이 주장이 속설이라고 할 수는 없다. **뇌는 확실히 의욕에 이끌려 변화해 가기 때문이다.**

뇌의 회로를 진두지휘하는 곳은 전두엽이지만, 그 중에서도 자아 중추인 전두전야는 그때그때의 의욕이나 욕망에 따라 다양한 뇌 회로의 활동을 높이기도 하고 내리기도 한다. 그 때문에 음악가를 목표로 하는 사람의 뇌는 점차 음악가의 뇌가 되어간다. 마찬가지로 수학자의 뇌, 문호의 뇌, 장인의 뇌 등 의욕을 가지고 사는 사이에 조금씩 변화하여 각각 프로페셔널 뇌로 진화한다.

의욕만 있으면 뇌는 변한다. 뇌 과학의 관점에서 볼 때 이 점은 확실하다. 사실 인생에서 가장 어려운 게 의욕을 잃지 않고 계속 유지하는 일이다. 성공 체험이 앞으로 나아가는 동기부여 요인이 되기는 하지만 '의욕 → 노력 → 성공 체험 → 의욕'이라는 루틴을 계속 유지하기는 어렵기 때문이다. 하지만 **의욕을 가지고 하루하루를 살고자 하는 마음이 뇌를 변화시킨다는 것은 틀림없는 사실이다.**

꿈과 목표가 뇌를 진화시킨다

뇌는 받은 자극에 따라 계속 변화하는 성질이 있다. 뇌의 사령탑인 전두전야가 기뻐하는 자극은 평소에 받는 자극과는 다른 것이다. 매일 떠밀리듯 어떤 목적도 없이 되는 대로 살아가서는 전두전야의 활성화를 기대할 수 없다. 뇌의 진화를 원한다면 목표에 도전하려는 의욕이 있어야 한다. 목표를 세워 배우거나 정보를 수집하는 것도 자극이 된다.

의욕적으로 목적에 몰두하면 전두전야가 이에 응해 준다

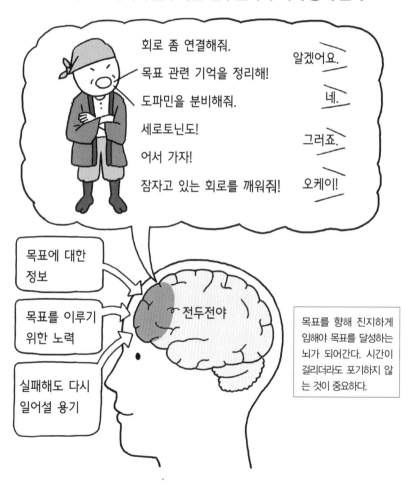

회로 좀 연결해줘.

목표 관련 기억을 정리해!

도파민을 분비해줘.

세로토닌도!

어서 가자!

잠자고 있는 회로를 깨워줘!

알겠어요.

네.

그러죠.

오케이!

목표에 대한 정보

목표를 이루기 위한 노력

실패해도 다시 일어설 용기

전두전야

목표를 향해 진지하게 임해야 목표를 달성하는 뇌가 되어간다. 시간이 걸리더라도 포기하지 않는 것이 중요하다.

자신이 원하는 대로 뇌를 바꿀 수 있다?

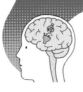

22 두뇌가 발달하는 시기가 따로 있을까?

인간의 뇌는 몇 살이 되든 성장할 수 있다

아이가 성장하는 모습을 보면 기분이 좋다. 어설프게 움직이는 동작을 보고 있자면 흐뭇하기까지 하다. 성장하면서 아이의 어설픈 동작은 대뇌피질의 운동영역과 운동전야, 소뇌 같은 운동 관련 네트워크의 학습으로 인해 점점 세련되어 간다. 이때 뇌 속에서는 신경세포가 결합되는 극적인 변화가 일어난다.

아이의 어설픈 동작에도 매력을 느끼는 것은 싫증 내거나 게으름 피우지 않고 한결같이 학습을 계속하는 생명의 신비와 강인함을 볼 수 있기 때문인지도 모른다. 마찬가지로 어른들이 보여주는 어설픈 동작도 매력적이다.

인간은 평생 배워야 하는 존재이다. 아무리 힘들어도 새로운 것에 계속 도전해야만 뇌의 학습 능력을 살릴 수 있다. **인간의 뇌는 몇 살이 되든 성장할 수 있는 가능성을 내포하고 있기 때문이다.**

어설픈 자신의 모습을 즐길 정도의 여유가 없다면 뇌의 잠재적 학습 능력을 살릴 수 없는 게 아닐까?

어린아이뿐만 아니라 어른이 새로운 일에 도전하는 모습도 보고 있으면 기분이 좋은 법이다. 더욱이 **나이 든 할머니나 할아버지가 어설퍼도 도전을 계속하는 모습은 황홀할 정도로 아름답다고 나는 생각한다.**

인터넷이 탄생했을 무렵, 많은 사람은 '쓸모없는 도구' 정도로밖에 생각하지 않았다. 하지만 그러한 어설픈 과정을 거쳐 성숙해져 지금은 사회에 필수불가결한 인프라가 된 것은 만인이 인정하는 바이다.

'처음 해보는 체험'이 나이를 먹어도 뇌를 성장시킨다

인간의 뇌는 평생에 걸쳐 끊임없이 변화하고 성장하는 기관이다. 자신의 가치관이나 세계관과 다른 세계와 마주치더라도 어물어물 넘기거나 부인할 것이 아니라 냉정하게 바라보는 마음의 여유가 필요하다. 나이가 들어서도 무언가에 도전하는 사람은 발상도 유연하고 젊어 보인다. 그 사람의 뇌는 계속 성장하고 있기 때문이다.

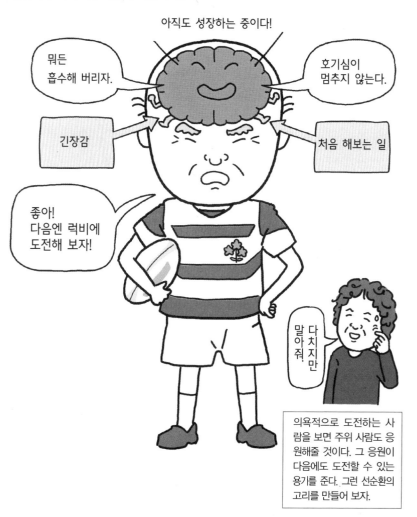

뇌의 '강화학습' 기능으로 자신을 개조해 보자

이 책에도 종종 등장하는 도파민이라는 신경전달물질은 기쁜 일이 있으면 분비된다. 그리고 도파민이 분비되면 그 직전까지 하던 행동의 회로가 강화되어 다음부터 그 행동을 하기가 훨씬 수월해진다.

대뇌 깊숙한 곳에는 대뇌기저핵(116쪽 참조)이라는 신경핵이 모여 있다. 대뇌기저핵은 운동 조절과 인지, 감정, 동기 유발, 학습 등을 관장하고 행동에 관여한다. 도파민이 분비되면 대뇌기저핵은 운동이나 감정, 학습 등의 회로를 보다 강화하는 것으로 알려져 있다. 이것이 바로 '강화학습'이다.

강화학습의 구조는 인간의 모든 행동에 반영된다. 공부를 좀 했더니 시험 점수가 잘 나왔어. → 좀 더 열심히 공부하자. 좋아하는 사람이 날 보고 웃어 주었다. → 더 좋아진다. 청소를 깨끗하게 잘했다고 선생님한테 칭찬받았다. → 좀 더 깨끗하게 하자. 이런 식으로 자신이 한 행동으로 인해 기쁜 결과가 나와서 더 노력했던 경험을 해 본 사람도 많을 것이다.

강화학습의 구조는 도박 등에 빠지는 계기가 되기도 한다. 어느 방면을 강화시키고 싶은지는 본인의 선택에 달렸다. 하지만 '강화학습'이라는 뇌의 기능을 활용하여 스스로 자신을 긍정적이고 의욕적인 방향으로 성장시키는 것이 단연 이득인 것은 틀림없다.

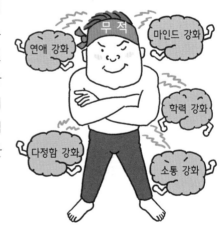

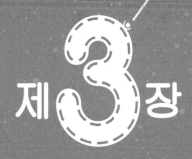

제3장

뇌는 기발하다

이제는 기발한 아이디어의 시대

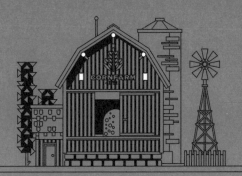

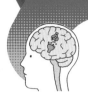

23 뇌가 제로에서 새로운 것을 만들어 내는 구조란?

창조란 뇌 속의 기억 정보를 재편집하는 것

창조란 '0에서 1을 만들어 내는 것', '무에서 유를 만들어 내는 것'이라고 생각하는 사람도 많을 것이다. 하지만 그것은 잘못된 생각이다. 우리가 아이디어를 짜내려고 할 때, 뇌의 전두엽은 대뇌신피질의 측두연합영역(측두엽)이라는 곳에 이런 것이 필요하다고 도움을 요청한다.

측두연합영역은 대량의 정보가 축적되어 있는 기억 창고다. 요청을 받은 측두연합영역은 창고 안에 넣어 둔 방대한 기억 정보를 이리저리 끼워 맞추고 편집하여 이미지에 가장 가까운 상태로 전두엽에 보낸다. 측두연합영역이 **보내준 것 중에서 '이거다!'라고 생각되는 것을 찾아 내는 작업이 창조라고 할 수 있다.**

창조력(창의력)이라는 것은 다양한 정보를 재편집하여 끌어내는 힘이나 능력이고, 창조라는 것은 생각해 내는 일과 유사하다고 해도 될 것이다. 다양한 분야에서 인공지능(AI)이 인간을 훨씬 능가하는 성과를 내게 되었다. 이제 인간에게 남은 쓸모 있는 것 중 하나가 창조력이라고 한다.

창조력(창의력)을 높이는 데 가장 중요한 것은 측두연합영역에 축적된 기억의 양과 전두엽이 '이런 것이 필요하다!'고 요청할 때 그리는 선명한 비전이다. 그러므로 우선 다양한 경험을 해서 기억하는 정보의 양을 늘려가고 그 경험을 토대로 '여태까지는 없는, 이런 것이 필요하다!'는 강렬한 비전을 품어야 창조력을 높일 수 있다.

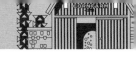

창조력(창의력)을 높이는 포인트

창조력(창의력)을 높이려면 창조(창의)의 재료라 할 수 있는 정보를 충분히 축적해 두어야 한다. 뇌에 정보를 축적하기 위해서는 인생 체험이나 학습을 빼놓을 수 없다. 그리고 뭔가 기발한 아이디어를 내고 싶을 때는 보다 구체적으로 명확하게 떠올리는 것이 중요하다.

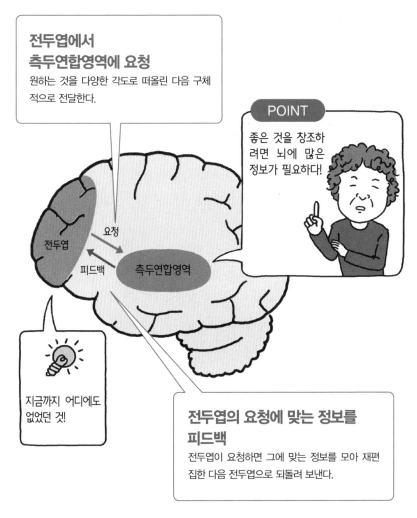

전두엽에서 측두연합영역에 요청
원하는 것을 다양한 각도로 떠올린 다음 구체적으로 전달한다.

POINT
좋은 것을 창조하려면 뇌에 많은 정보가 필요하다!

요청

전두엽

피드백

측두연합영역

지금까지 어디에도 없었던 것!

전두엽의 요청에 맞는 정보를 피드백
전두엽이 요청하면 그에 맞는 정보를 모아 재편집한 다음 전두엽으로 되돌려 보낸다.

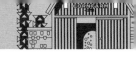

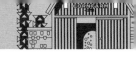

63

뇌가 재료에서 새로운 것을 만들어 내는 구조란?

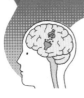

24 창의력을 발휘하는 데 필요한 것은 무엇일까?

자기 규제를 어떻게 해제하느냐가 열쇠다

우리가 **창조력(창의력)을 발휘할 때 뇌는 일종의 탈억제 상태가 된다.** 보통 뇌는 시스템으로서의 균형을 잡기 위해 각 회로의 작용을 억제하고 자기 규제를 가해 잠재 능력을 100% 다 발휘하지는 않는다.

탈억제란 충동이나 감정을 컨트롤할 수 없어 적절하게 억제하기가 어려운 상태를 말하며, 약물이나 알코올 등에 의해 일어나는 것으로 알려져 있다. 그 때문에 탈억제는 바람직하지 않다고 생각되기 쉬우나 창조력을 발휘하는 데는 이 상태가 꼭 필요하다.

우리는 자신의 뇌를 향해 '기억해내라'거나 '아이디어를 내놓으라'고 강요할 수 없다. 뇌의 회로는 제멋대로 일하다가 어떤 아이디어가 떠오르는 순간 번뜩 깨닫는다. 이런 일은 탈억제 상태일 때 일어난다. 반대로 말하면 **자기 규제를 어떻게 해제하는가가 창조력(창의력)을 발휘하는 열쇠가 된다.**

이를 위한 첫걸음은 성공 체험을 늘리는 것이다. 탈억제로 인해 뇌에서 적극적으로 아웃풋을 하면 좋은 아이디어가 창출되는 경험을 하나씩 쌓아 나간다. 그러면 점점 탈억제를 할 수 있는 뇌가 되어 간다.

분위기 파악을 요구하고, 동조 압력을 신경 쓰는 일본은 억제가 강한 나라라고 할 수 있다. 이런 식으로 뇌를 사용하다 보면 탈억제가 어려워진다. **때로는 억제를 풀고 자신의 생각이나 감정을 솔직하게 나타내보는 것은 어떨까?** 때로는 '밥상 뒤엎기'도 필요하다고 생각한다.

탈억제가 창소력(창의력)의 열쇠

최근 연구에서 천재적 창조력(창의력)을 무궁무진하게 발휘하는 사람은 뇌내 인지 필터의 기능이 약해진 인지적 탈억제 경향을 보이는 것으로 나타났다. 뇌에는 끊임없이 방대한 양의 정보가 들어온다. 보통은 관계 없는 정보를 필터로 걸러 차단한다. 하지만 인지적 탈억제 상태에 있는 독창적인 사람은 대량의 정보에 압도당하지 않고, 그것으로부터 참신한 아이디어를 얻는다. 하지만 이 탈억제는 천재가 아니어도 훈련으로 익힐 수 있다.

탈억제 요령

깊이 생각하지 않는다

특별한 일을 한다며 기를 쓰지 말고 아이디어를 내거나 기획서를 작성하는 일도 의식하지 않고 하는 습관적인 행위로 만들어 버린다.

남의 눈을 의식하지 않는다

남의 의견이나 생각에 얽매이지 않는다. 이상한 사람이라는 말을 들어도 개의치 않는다. 타인의 가치관이 아니라 자신의 가치관에 따라 움직인다.

태도를 바꾸어 강하게 나간다

긴장과 불안은 뇌를 묶어 버린다. '할 수 있을까?'라고 생각하지 말고 '할 수 있다'라고 태도를 바꾸어 강하게 나간다. 실패해도 다른 방법이라면 '할 수 있다'.

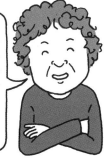

'이제 더 이상은 무리'라고 느껴지는 수준까지 몰고 가다 뛰어넘었을 때도 탈억제 상태가 된다.

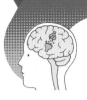

25 기발한 아이디어가 떠오르는 순간 뇌에서는 무슨 일이 일어날까?

전두엽은 놀라지만, 측두엽은 조용하다

기발한 아이디어가 언제 떠오를지 자신도 예측할 수 없는 일이어서 그 순간 우리는 놀라움마저 느낀다. 하지만 놀라는 건 사실 자아 중추인 전두엽뿐이다.

측두엽 쪽에서는 놀랄 만한 일이 아니다. **아이디어는 기억의 아카이브 (archive, 파일 저장고)에 있던 것이어서 그것을 이미 알고 있기 때문이다.**

같은 뇌 안에서 이렇게 다른 일이 일어난다니 정말 희한하다.

무슨 일이 일어날지 모르는 상황은 감정을 만들어 낸다. 예를 들면 깜짝 선물을 받았을 때 '기쁨'이 폭발할 것이다. 정해진 것보다 정해지지 않은 것이 감정을 더 북돋우는 법이다.

이와 마찬가지로 **기발한 아이디어가 떠오를 때 기쁜 이유는 거기에 가장 큰 불확실성이 있기 때문이다.** 원래 자신의 뇌가 만들어 낸 것인데도 떠오르는 아이디어에 '와아!'라고 놀랄 수 있다니, 인생의 호사라고 할 수 있는 게 아닐까?

뭔가 아이디어가 떠올랐을 때 신경세포들은 일제히 활동을 시작한다. **아이디어가 떠오르는 순간 뇌의 목적은 단 하나다. 떠오른 아이디어를 확실히 기억에 새기는 일이다.** 그 순간을 놓치지 않기 위해 뇌의 신경세포는 0.1초 만에 일제히 활동을 시작하는 것이다.

이것이 뇌의 신경세포가 평소에 활동하는 모습이라 한다면 매우 경이적인 움직임이다. 그만큼 신경세포도 떠오르는 기발한 아이디어를 놓치지 않기 위해 안간힘을 쓰는 것이다.

기발한 아이니어가 떠오르는 순간의 뇌내

미국의 연구자들은 아이디어가 떠오르기 직전에 뇌의 시각영역이 일시적으로 닫히는 것을 알았다. 이것은 아이디어가 떠오르기 직전에 시각 정보를 받지 않고, 뇌내 정보처리에 집중하기 위해서인 듯하다. 그리고 아이디어가 떠오르는 순간 신경세포들이 일제히 활동하기 시작한다.

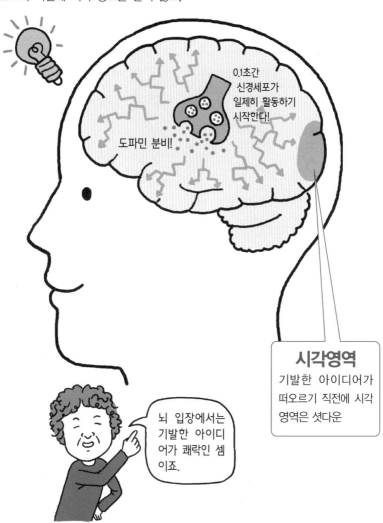

0.1초간 신경세포가 일제히 활동하기 시작한다!

도파민 분비!

뇌 입장에서는 기발한 아이디어가 쾌락인 셈이죠.

시각영역
기발한 아이디어가 떠오르기 직전에 시각 영역은 셧다운

26 '기발한 아이디어 회로'를 단련하는 법이란?

단련하면 누구나 아이디어 왕이 될 수 있다!

참신한 아이디어를 생각해내거나 창의력을 발휘하는 것을 특출난 재능이라고 생각하지 않는가? 그런데 사실은 그렇지 않다. 아이디어는 원래 누구나 다 갖추고 있는 능력이다.

최근 연구 결과 **뇌에 '기발한 아이디어 회로'가 있다는 사실이 밝혀졌다.** 우리의 뇌에는 측두연합영역과 전두엽을 연결하는 신경세포 네트워크가 있다.

보통은 전두엽 쪽에서 '여차여차해서 이런 게 필요하다'고 요청하면 이 네트워크를 통해서 측두연합영역에 축적되어 있는 기억을 불러오게 된다. 그러면 전두엽에 아이디어가 떠오른다.

사실 이 네트워크에는 우회도로 같은 것이 있는데, 이것이 '기발한 아이디어 회로'가 아닐까 생각한다.

기발한 아이디어 회로는 반복해서 사용해야 단련된다고 하는 연구 결과도 있다. 유감스럽게도 떠오르는 기발한 아이디어 내용까지는 컨트롤할 수 없지만, **반복 사용해 강화해야 기발한 아이디어가 떠오르는 빈도가 점점 높아진다.**

그렇다고 기발한 아이디어를 끌어내기 위해 골똘히 생각하는 것은 오히려 비효율적이다. 집중해서 생각한 후에는 쉬기를 반복해야 들인 노력에 대해 얻는 결과가 크다. 근육 트레이닝과 같은 감각으로 기발한 아이디어 회로도 단련해 보면 어떨까?

기발한 아이디어 회로를 단련한다

천재만이 기발한 아이디어를 낼 수 있는 것은 아니다. 누구에게나 아이디어는 번뜩일 수 있다. 하지만 갑자기 크게 기대하지 말고 작은 아이디어부터 먼저 쌓아보자. 그렇게 축적되어야 기발한 아이디어 회로가 강화되어 간다.

작은 아이디어가 축적돼야
기발한 아이디어 회로가 강화된다!

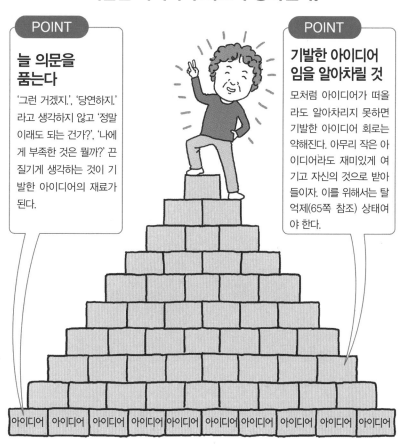

POINT

늘 의문을 품는다

'그런 거겠지.', '당연하지.'라고 생각하지 않고 '정말 이래도 되는 건가?', '나에게 부족한 것은 뭘까?' 끈질기게 생각하는 것이 기발한 아이디어의 재료가 된다.

POINT

기발한 아이디어 임을 알아차릴 것

모처럼 아이디어가 떠올라도 알아차리지 못하면 기발한 아이디어 회로는 약해진다. 아무리 작은 아이디어라도 재미있게 여기고 자신의 것으로 받아들이자. 이를 위해서는 탈억제(65쪽 참조) 상태여야 한다.

아이디어 아이디어 아이디어 아이디어 아이디어 아이디어 아이디어 아이디어 아이디어 아이디어

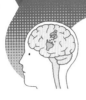

27 기발한 아이디어가 떠오르는 걸 방해하는 게 뭘까?

'머리가 좋지 않다'고 생각하는 것

머리가 나빠서 기발한 아이디어를 낼 수 없다고 생각해 버리는 데는 몇 가지 이유가 있다. 그 이유 중 하나가 바로 학교 교육의 영향이다. 시험 성적으로 능력을 평가하는 시스템에서는 기발한 아이디어가 평가받지 못한다. 공부를 잘하는 아이와 기발한 아이디어를 내는 아이가 반드시 일치하는 것은 아닌데도 말이다.

시험 점수만 가지고 자신의 머리가 남보다 안 좋다고 믿으면 기발한 아이디어도 생기지 않는다. **인간의 뇌는 억압을 받으면 잠재적인 능력을 발휘할 수 없기 때문이다.**

'나는 남들보다 머리가 좋지 않다'는 생각은 아이디어 창출을 방해한다. 이러한 믿음으로부터 자신을 해방시켜야 한다. 이것이 번뜩이는 아이디어를 내는 첫걸음이다. 또 기발한 아이디어를 내는 데는 고통스럽고 힘든 노력이 필요하지 않을까 하는 생각도 방해가 된다. 물론 어떤 일을 계속 생각하기 위한 과정은 정말 힘들지도 모른다. 하지만 무언가를 생각해냈을 때만큼 뇌가 기뻐하는 일은 없을 것이다.

인간이 쾌락을 느낄 때 뇌 속에서는 대뇌변연계에 있는 감정 시스템이 활성화되고, 보상계 신경전달물질인 도파민이 분비된다. 최근 연구에서는 기발한 아이디어를 떠올리는 순간, 보상계가 활성화되는 것이 입증되었다.

아이디어를 떠올린다는 것은 뇌 안에 있는 '쾌락의 샘'을 자극하는 일이다. 그러므로 '기발한 아이디어 따위는 자신에게 필요 없다'라는 식으로 말한다면 모처럼 자신의 뇌에 생긴 '쾌락의 샘'이 닫히게 될 것이다.

― 기발한 아이디어를 방해하는 '어차피 나는….'을 그만두는 방법 ―

실패가 두려워 자신의 성장 가능성을 스스로 포기하려는 '요나 콤플렉스'라는 것이 있다. "어차피 나는 ○○이라서 안 된다." 라는 말 뒤에는 이대로 있어야 안심이 된다는 심리가 숨어 있다. 우선 거기서 한 발짝 내디뎌 회피 성향에서 벗어나 보자.

❶ 정말 '자신은 못하는지'를 검증한다

자기자신을 객관적으로 보고 정말 다 안 되는지를 생각한다. '○○는 잘한다'거나 '남에게 칭찬받았다' 등 자신이 상당히 잘 한다는 것을 인정한다.

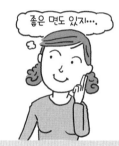

좋은 면도 있지….

❷ 이상적인 허들을 낮춘다

자기를 인정하지 못하는 사람은 자기에게 바라는 이상이 너무 높은 경향이 있다. 장애물을 낮추고 해냈을 때는 자신을 칭찬해 주자.

무리야….　　　　해냈다!

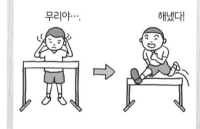

❸ 잘하는 것, 흥미있는 것에 대해서 배운다

어떤 것이라도 좋으니까 자신 있는 분야나 흥미가 있는 것에 대해 깊이 파고들어 보자. 자신의 전문 분야를 만들고 지식을 늘리면 자신감이 생긴다.

역시…

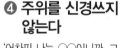

❹ 주위를 신경쓰지 않는다

'어차피 나는 ○○이니까, 그 사람을 따라 하자.'라고 판단을 남에게 맡겨서는 안 된다. 주위의 의견이나 분위기에 휘둘리는 것이 아니라 자신이 직접 판단해 보자.

집중!

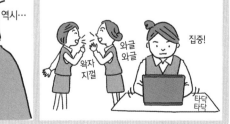

와글 와글
와자 지껄

타닥 타닥

28 기발한 아이디어를 내는 원동력은 뭘까?

기억의 편집력이 기발한 아이디어의 원동력

앞에서 창조성(창의성)이란 '무에서 유를 만들어 내는 것이 아니다 라고 했다(62쪽 참조). 이와 마찬가지로 기발한 아이디어가 떠오르려면 기억을 관장하는 측두엽에 어느 정도 준비가 되어 있어야 한다.

그 준비가 바로 '학습'이다. **기발한 아이디어를 떠올리기 위해서는 그 기반이 되는 재료가 측두엽에 저장되어 있어야 한다.**

암기나 기억은 아이디어나 창조력과 완전히 다른 것이라고 생각하는 사람도 있을 것이다. 하지만 **학습을 해서 기억의 아카이브가 어느 정도 축적되지 않으면 기발한 아이디어는 떠오르지 않는다.**

신동이라 불린 모차르트를 예로 들어보자. 모짜르트의 아버지는 아들의 천재성을 발견하고 철저한 영재교육을 시키고 다양한 음악을 듣게 했다. 모차르트의 측두엽에는 음악에 대한 기억의 모든 것이 담긴 아카이브가 풍부했기 때문에 악상이 샘솟듯이 쏟아져 나와 후세에 남을 독창적인 곡을 만들어 낼 수 있었던 것이다.

기발한 아이디어나 창조력(창의력)의 메커니즘은 기억의 시스템이 가진 신비와 밀접한 관련이 있어서 기발한 아이디어나 창조력(창의력)은 기억의 기능에서 생겨날 가능성이 높다고 할 수 있다.

인간의 기억이란 단순히 외운 것을 재현하는 것이 아니라 뇌 속에서 외운 것을 재편집해 아웃풋하는 것이다. 이 편집하는 힘이야말로 기발한 아이디어를 낳는 원동력이라고 할 수 있다.

삶을 풍요롭게 해주는 기발한 아이디어는 제대로 학습된 기반 위에서 만들어진다는 사실을 알아두자.

기억의 아카이브를 늘리는 법

'아카이브(archive)'란 가치 있는 기록을 보관하는 장소 혹은 기록 그 자체를 의미한다. 뇌 속 기억의 아카이브가 기발한 아이디어의 재료가 된다. 아이디어를 발휘하고 싶다면 기억의 아카이브를 늘리는 일이 무엇보다 중요하다. 아카이브는 책에서 얻는 지식일 수도 있고, 삶의 현장을 체험하면서 얻는 정보나 체감일 수도 있다. 주변을 관찰하여 얻을 수도 있다.

포인트는 '삶의 체험'과 '주변 관찰'

삶의 체험

책에서 얻는 지식도 중요하지만 삶을 체험하면서 얻는 정보도 중요하다. 행위 자체에 대한 지식뿐 아니라 신체로 느낀 정보도 매우 중요한 아이디어의 원천이다.

주변 관찰

독창적인 아이디어를 내는 사람은 일상적으로 주변을 잘 관찰하는 것으로 나타났다. 관찰함으로써 다양한 정보를 얻고 독창적인 아이디어의 재료를 모으는 것이다.

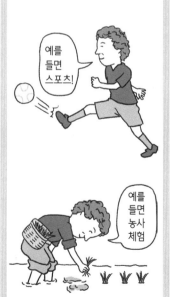

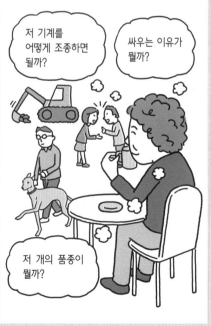

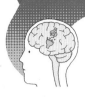

29 떠오른 착상을 잊지 않는 방법이 있을까?

뇌에는 떠오른 착상을 새기는 시스템이 있다

안타깝게도 기발한 아이디어가 언제 떠오를지는 아무도 모른다. **언제 떠오를지 모르는 착상을 놓치지 않기 위해 뇌에는 아이디어를 새기기 위한 회로가 갖춰져 있다.**

바로 전두엽에 있는 전부대상회(前部帶狀回)라는 부위다. 이곳은 뇌의 '경보센터'와 같은 곳으로 뭔가 심상치 않은 일이 생기면 이 전부대상회가 먼저 반응해 활동을 시작한다. 전부대상회가 활동을 시작하면 그 정보는 전두엽 측에 있는 외측 전두전야라는 곳에 전해진다. 이곳은 뇌의 '사령탑'과 같은 역할을 하는 부위다.

외측 전두전야는 뇌내의 관계 부위에 '너는 활동하고, 넌 쉬고 있어라.' 하는 식으로 지령을 보내 신경세포가 처리할 수 있게 한다.

뇌내에 주목할 만한 일이 발생하면 먼저 전부대상회가 발견하여 그 정보를 외측 전두전야로 보낸다. 그러면 외측 전두전야는 뇌의 관계 부위 활동 모드를 컨트롤해서 '다른 활동을 중단하고, 이 정보에 집중하라'고 명령을 내린다. 전부대상회가 보낸 정보에만 집중하여 최적의 처리를 하도록 하는 것이다.

우리의 뇌는 이러한 전부대상회와 외측 전두전야의 연계 플레이로 기발한 아이디어 거리가 없을까 항상 지켜보고 있다. 말하자면 '무의식'이라고 하는 광대한 바다에 낚싯줄을 늘어뜨리고 물고기가 걸리기를 기다리는 것과 같다.

그리고 물고기가 걸리면 전부대상회가 전달하고, 외측 전두전야가 필요한 처리를 해서 아이디어를 확실히 뇌에 새기는 것이다.

떠오른 착상을 새기는 뇌내 시스템

강렬한 감정이 일어나면 기억에 강하게 남는다. 마지막에 측두엽에 기억이 저장되는데, 그때 해마가 중요한 역할을 한다. 반면 편도체는 감정을 관장한다. 강한 감정으로 편도체를 활성화시킨 일은 해마도 활성화시키기 때문에 기억에도 잘 새겨진다.

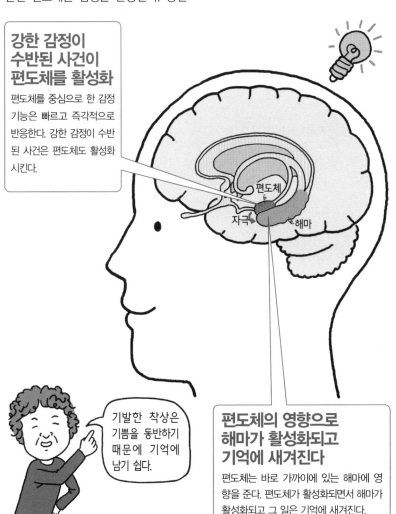

강한 감정이 수반된 사건이 편도체를 활성화

편도체를 중심으로 한 감정 기능은 빠르고 즉각적으로 반응한다. 강한 감정이 수반된 사건은 편도체도 활성화시킨다.

편도체

자극   해마

기발한 착상은 기쁨을 동반하기 때문에 기억에 남기 쉽다.

편도체의 영향으로 해마가 활성화되고 기억에 새겨진다

편도체는 바로 가까이에 있는 해마에 영향을 준다. 편도체가 활성화되면서 해마가 활성화되고 그 일은 기억에 새겨진다.

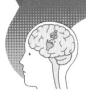

30 아이디어가 새록새록 샘솟는 뇌로 만들고 싶다!

'아하! 체험'으로 번뜩이는 뇌를 만든다

　　　　　한 대형 장난감 업체는 신입 사원에게 아이디어를 창출하는 훈련을 시킨다고 한다. 학교 다닐 때는 장난감에 대해 진지하게 생각해 보는 사람이 거의 없기 때문에 처음에는 하루종일 생각해도 아이디어를 한 가지도 내놓지 못하는 사람도 있다.

　그런데 잠시 지나면 아이디어를 30가지 40가지나 내놓을 수 있게 된다. 아이디어를 떠올리려고 노력하다 보니 뇌가 그렇게 변한 것이다. 이때 우리의 뇌는 과연 어떤 상태일까?

　생각했다가 지우고 다른 각도에서 접근을 모색하며 마음에 드는 것을 찾기 위해 머리를 완전 가동시킬 것이다. 그렇게 해서 비로소 '이거다!' 하는 아이디어가 탄생한다.

　뇌 과학에서는 이를 가리켜 '아하! 체험(Aha! Experience)'이라고 한다. 갑자기 깨달았을 때나 찾아냈을 때, 영어로 'Aha!'라고 하는데 여기서 따온 말이다.

　가슴 졸이는 듯한 답답함 속에서 진지하게 생각을 하다 보면 어느 순간에 머릿속에 '이거다!' 하는 느낌이 온다. 이것이 바로 '아하! 체험'이다. 아이디어 창출이라고 하는 것은 '아하! 체험'을 할 수 있는 전형적인 예인 셈이다.

　모르는 문제를 곰곰이 생각하며 뇌를 풀 가동시켜 뇌가 활성화하는 상태를 만들어 낸다. 이것이 아이디어를 내기 위한 지름길이다.

　뇌를 연구하는 입장에서 보면 '아하! 체험'처럼 흥미로운 현상도 없는 것 같다.

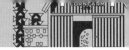

생각을 계속하다 보면 아하! 체험을 할 수 있나

기발한 아이디어는 생각을 계속하다 보면 떠오른다. 작은 아이디어가 떠오르면 그것을 여러 각도에서 보고 살을 붙여 나가는 식으로 계속 생각하는 것이 중요하다.

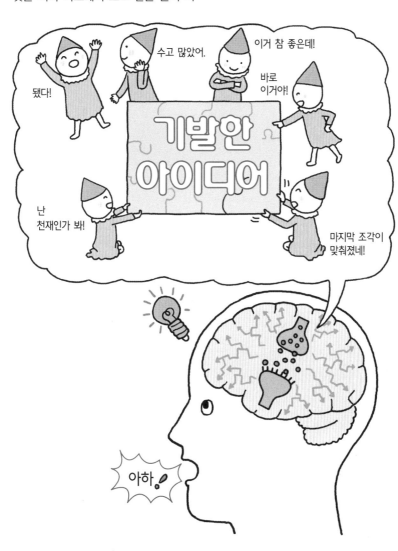

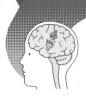

31 '아하! 체험'을 할 때 뇌에서는 무슨 일이 일어날까?

신경세포가 일제히 활동하기 시작하면서 도파민이 분비된다

아르키메데스는 물이 가득찬 목욕통에 들어간 순간, 물이 넘쳐흐르는 것을 보고 아르키메데스의 원리를 발견하자 너무도 기쁜 나머지 벌거벗은 채 목욕통에서 뛰쳐나오며 '유레카("나는 알아냈다"란 뜻의 그리스어)'라고 외쳤다. 뉴턴은 사과가 나무에서 떨어지는 것을 보고 중력의 법칙을 발견했다. 그때 뉴턴도 "이게 뭔지 알았다!"라고 외쳤을 것이다. 이것이 바로 '아하! 체험'이다.

그럼 '아하! 체험'의 순간 뇌 속에서는 무슨 일이 일어나는 걸까? 인간의 뇌는 '아하! 체험'을 할 때, 평상시와는 분명하게 다른 반응을 나타낸다. 0.1초 사이에 신경세포가 놀라울 정도로 집중적인 활동을 시작한다. 동시에 보수계 물질인 도파민이 시기적절하게 분비된다.

신경세포가 일제히 활동하기 시작하면서 도파민이 분비되는 것이 바로 '아하! 체험'의 '알았다!'라고 하는 느낌의 정체라고 생각한다. 이것은 우리가 뭔가 아이디어를 떠올리는 순간의 메커니즘 그 자체라고 할 수 있다.

최근까지도 지식이 풍부한 사람이나 사무처리 능력이 뛰어난 사람을 높이 평가했다. 하지만 시대는 큰 전환점을 맞고 있다. **앞으로 요구되는 자질은 새로운 것을 창조하는 능력과 기발한 착상이라고 나는 생각한다.** 물론 창의성과 기발한 착상은 어느 시대나 필요한 것이지만, 현대 사회는 그 어느 때보다 더 필요하고 더 평가받는 시대가 되어가고 있다. 그런 것을 절실히 느끼는 사람은 나뿐일까?

침팬지의 행동으로 본 아하! 체험

독일의 심리학자 볼프강 쾰러가 아하! 체험을 알아보기 위해 재미있는 실험을 했다. 그것은 손이 닿지 않는 우리 밖에 바나나를 하나 매달아 놓고, 침팬지가 바나나를 따먹는지의 과정을 관찰한 것이다. 여기서 침팬지의 아하! 체험의 흐름을 볼 수 있다.

아하! 체험의 4단계

❶ 준비기
문제를 해결하기 위하여 몇 번의 시행착오를 거친다

우리 안에는 바나나에 닿지 않는 긴 막대기와 짧은 막대기가 있다. 침팬지는 손을 뻗거나 두 개의 막대기를 사용하여 바나나를 끌어당기려고 하지만 번번이 실패한다.

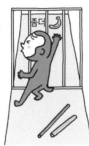

❷ 부화기
준비기에 비축한 요소를 곰곰이 살펴본다

우리 안을 이리저리 돌아다니기도 하고 막대기를 들고 바라보기도 하며 주위를 관찰한다. 이때 뇌내가 풀 가동된다는 사실이 매우 중요하다.

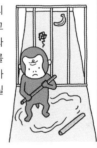

❸ 착상기
아이디어가 떠오른다

두 막대기를 살펴보기도 하고 손에 들어보기도 하던 침팬지는 막대기 두 개를 꽂아 연결할 수 있다는 것을 깨닫는다. 이게 바로 아하! 체험이다.

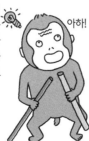

❹ 검증기
떠오른 아이디어를 실천한다

막대기 두 개를 연결한 침팬지는 길어진 막대기로 멋지게 바나나를 따 먹는다. 이게 아하! 체험의 흐름이다. 침팬지도 이렇게 '아하!' 체험을 하는 것이다.

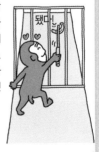

'아하! 체험'을 할 때 뇌에서는 무슨 일이 일어날까?

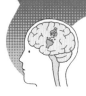

32 간단하게 '아하! 체험'을 할 수 있다?

'아하! 픽처'와 '아하! 센텐스'

아하! 체험을 어렵게 생각할 필요는 없다. 아무리 생각해도 몰랐던 일이 갑자기 이해되어 '아하! 그런 거였구나!'라며 무릎을 친 적이 있는가? 그것도 '아하! 체험'이다.

앞에서 언급한 것처럼 '아하! 체험'을 반복하면 뇌가 활성화한다. **'아하! 그런 거였구나!'라고 느끼는 체험은 많이 할수록 좋다.**

그래서 내가 권하는 것이 있다. 바로 '아하! 픽처'와 '아하! 센텐스'다.

얼핏 보면 무엇이 그려져 있는지 알 수 없는 도안을 가만히 보다 보면 뚜렷한 이미지가 떠오르는데, 한 번 그렇게 보이게 되면 이제 그 이외의 것으로는 보이지 않는다. 이것이 '아하! 픽처'라고 불리는 것이다(다음 페이지 참조).

'아하! 센텐스'란 다음과 같은 문장을 말한다.

'천이 찢어지면 짚 더미가 중요해진다.'

전체적으로 핀트가 맞지 않아 화상이 흐려진듯한 문장이지만, 어느 키워드에 도달하면 '아하!'하며 무심코 무릎을 칠 것이다.

힌트를 말하자면 이 '아하! 센텐스'의 키워드는 '낙하산'이다.

낙하산 천이 찢어져 착지하지 못할 때 짚 더미에 내려앉을 수 있느냐가 생사의 갈림길이라는 의미가 떠오르지 않는가?

이렇게 **'아하! 체험'을 반복해서 뇌에 번뜩이는 영감을 부여해 보면 어떨까?**

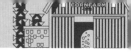

아하! 픽처로 아하! 체험을 해 보자

그럼 이제 아하! 체험을 할 수 있는 아하! 픽처에 도전해 보자. 처음에는 뭔지 모르지만 보는 포인트를 바꿔보거나 생각을 바꿔가다 보면 어느 순간에 '아하!'라는 소리가 나올 것이다. 난이도가 낮은 아하! 픽처를 준비했다. 한번 해 보자.

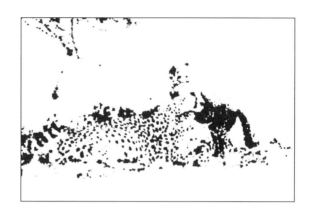

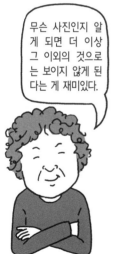

무슨 사진인지 알게 되면 더 이상 그 이외의 것으로는 보이지 않게 된다는 게 재미있다.

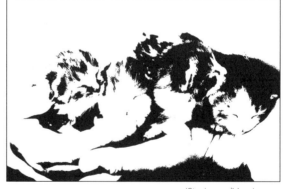

iStock.com/Meadowsun

※답은 82쪽에 있다.

간단하게 '아하! 체험'을 할 수 있다?

칼럼

감각질 – 딸기의 '빨강'과 '불그스름함'이란?

이 책에는 나오지 않지만 인간의 뇌에 대해 생각할 때 잊어서는 안 될 개념이 있다. 바로 '감각질(qualia)'이다.

인간의 경험 가운데 수량을 헤아릴 수 없는 것을 현대 뇌 과학에서는 '감각질'이라고 부른다. 감각질이란 독특한 질감을 나타내는 개념으로 굉장히 주관적인 느낌이며 마음을 구성하는 것이라고 해도 될 것이다.

빨간색 질감. 차가운 물의 느낌. 종잡을 수 없는 불안. 부드러운 예감. 우리의 마음속에는 수량화할 수는 없지만 미묘하게 느낌이나 생각이 맞아떨어지는 '감각질'이 가득하다.

그러나 뇌 과학에서는 아직까지도 '뇌'라는 물질에 왜 마음이라는 불가사의한 것이 깃들어 있는가'에 대해서는 깊이 연구하지 못했다. 왜냐하면 '감각질'이라는 개념은 과학이 대상으로 하는 객관적인 물질로 말할 수 없었기 때문이다.

그럼에도 불구하고 많은 과학자가 '감각질'의 존재를 의식하고 있었던 것은 분명하다.

DNA의 이중나선 구조의 발견자이자 영국의 과학자 프랜시스 크릭(Francis Crick)은 그의 저서에서 "독자는 내가 의식에 대해 다양한 억측을 내놓았음에도 불구하고 장기적으로 보면 가장 헤아리기 어려운 문제를 교묘하게 피했다는 인상을 가질 것이다. 나는 감각질의 문제 – '빨강'의 '불그스름함'의 문제에 대해서는 아무것도 말하지 않았다. 이 문제에 관해서는 나는 그것을 옆으로 밀쳐두고, 행운을 빈다고밖에 말할 수가 없다"라고 언급한 데서도 알 수 있을 것이다.

'감각질'에 대한 탐구는 이제 시작에 불과하다.

※ 81쪽의 답: ㉠ 표범 어미와 새끼, ㉣ 새끼고양이 4마리

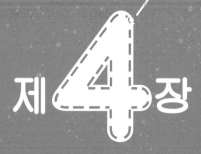

제4장

AI와 뇌의 미래

AI 시대의 두뇌 활용법

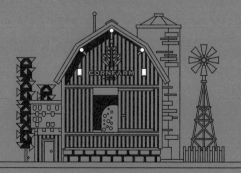

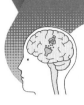

33 과연 AI가 인간을 지배하는 날이 올 것인가?

인간이 AI보다 나은 부분을 늘리면 공존할 수 있다

인공지능(AI)이 대두되고 이로 인해 새로운 산업혁명 이야기가 나오기 시작하면서 AI가 인간을 지배하는 날이 오지 않을까 하고 걱정하는 사람들이 있다.

AI란 인간의 지성을 꺼내 기계에 옮겨서 학습시키며 진화시켜 나가는 인류의 어마어마한 실험이라고 할 수 있다. 요컨대 인간이란 존재의 '거울'을 만드는 것이다.

최근 다양한 사실과 현상을 분석하고 최적의 솔루션을 도출해 내는 능력을 갖춘 AI가 속속 개발되고 있다. 바둑과 체스, 장기 분야에서는 이미 인간을 능가하는 AI가 등장했다. 앞으로 **인간이 하는 일을 AI로 대체할 날이 얼마 남지 않은 것이다.**

하지만 그것은 인간의 한정된 일부분을 대체하는 데 지나지 않는다. 예를 들어 **AI는 인격이나 개성을 이루는 퍼스널리티를 재현하지 못한다.** 인격을 표현할 좋은 모델이 아직 존재하지 않기 때문이다. 게다가 **인간의 풍부한 감정을 재현하는 일도 AI는 하지 못한다.**

우리는 음악을 듣거나 그림을 감상하거나 소설을 읽으며 감동을 느끼지만, AI는 예술에 대해서 거의 아무런 반응도 보이지 못한다. AI는 다빈치의 그림을 모방하여 그릴 수 있을지도 모르지만 '멋있다!'라고 감동하는 능력은 갖추지 못했다. **AI가 재현하지 못하는 인간의 인간다운 능력을 늘려갈 수 있으면 서로 보완하면서 공존해 나갈 수 있지 않을까 생각한다.**

가까운 장래에 AI로 대체될 것으로 예측되는 직업

영국 옥스퍼드대학에서 AI를 연구하는 마이클 오스본 교수는 2014년에 발표한 논문 〈The Future of Employment(고용의 미래)〉에서 앞으로 '10~20년 후면 미국 노동 인구의 47%가 AI나 로봇으로 대체될 가능성이 높다고 예측해 전 세계에 충격을 주었다.

다음 목록은 앞으로 사라질 직업, 없어질 가능성이 높은 직업이다. 오스본 교수는 AI나 로봇으로 대체될 확률이 90% 이상이라고 보았다.

미래에는 사라질 직업

- 은행 대출 담당자
- 스포츠 심판
- 부동산 브로커
- 레스토랑 안내원
- 보험 심사 담당자
- 동물 사육사
- 전화 상담사
- 급여·복리후생 담당자
- 계산원
- 위락시설 안내원, 매표소 직원
- 카지노 딜러
- 네일 아티스트
- 신용카드 신청 승인 및 조사 작업자
- 수금인
- 법률사무 보조원, 변호사 보조원
- 호텔 집객원
- 텔레마케터
- 제봉사(손바느질)
- 시계 수리공
- 세무 신고서 대행자
- 사서 보조원
- 데이터 입력자
- 조각사
- 불만 처리 및 조사 담당자

- 부기, 회계, 감사 사무원
- 검사, 분류, 견본 채취, 측정을 하는 작업원
- 영사 기사
- 카메라, 촬영기기 수리기사
- 금융기관의 신용분석가
- 안경, 콘택트렌즈 기술자
- 살충제 혼합, 살포 기술자
- 의치 제작 기술자
- 측량 기술자, 지도작성 기술자
- 조경·토지 관리 요원
- 건설장비 기사
- 방문판매원, 노점 신문판매원, 노점 상인
- 도장공, 도배 작업원

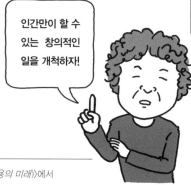

인간만이 할 수 있는 창의적인 일을 개척하자!

※오스본 교수의 논문 〈The Future of Employment(고용의 미래)〉에서 AI로 대체될 확률이 높은 직업으로 꼽은 것을 기재

과연 AI가 인간을 지배하는 날이 올 것인가?

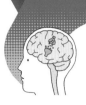

34 컴퓨터도 기발한 아이디어를 떠올릴 수 있을까?

컴퓨터가 상상력을 발휘할 수는 없다

미국의 전자공학자 잭 킬비(1923~2005년)는 2000년에 노벨 물리학상을 받았다. 1958년, 기존에는 다양한 전자 장치를 연결하여 전자 회로를 만들었으나 잭 킬비가 하나의 실리콘 기판 위에 만드는 '집적회로(IC)'를 고안해 냈고, 실제로 제작·양산하는 데 성공했기 때문이다.

이런 기발한 착상이 없었다면 오늘날과 같은 다양한 전자기기는 탄생하지 못했을 것이고, 인터넷도 AI도 출현하지 못했을 것이다.

그런 의미에서 **역사상 가장 위대한 착상이 아닐까 생각한다.**

잭 킬비의 기발한 착상 덕에 당시 큰 부피를 차지했던 컴퓨터 크기를 줄일 수 있었다. 또한 컴퓨터 기술이 발전하여 정해진 절차에 따라 빠르게 문제를 푸는 능력 면에서는 인간이 컴퓨터를 전혀 따라갈 수 없는 지경에 이르렀다. 하지만 현재로선 컴퓨터가 **정해진 절차에서 벗어나 무언가를 생각해 내거나 아이디어를 떠올리지는 못한다.**

지금까지 학교에서는 '정답이 분명한 문제를 빨리 푼다'.는 점을 최우선으로 하여 가르쳐 왔다. 하지만 이러한 작업은 현재 압도적인 속도를 내는 컴퓨터가 담당하고 있다.

그렇게 되면 **인간의 뇌는 인간만이 할 수 있는 일들을 지금보다 훨씬 더 많이 요구할 것이다.** 이 경우 기발한 아이디어가 필요하다. 인간의 뇌만이 그것을 만들어 낼 수 있기 때문이다.

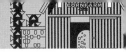

AI 연구의 역사를 알아두자

AI는 결코 인간의 적이 아니다. AI의 탄생이 없었다면 지금과 같은 편리하고 풍요로운 삶은 없었을 것이다. 그런 의미에서 AI를 연구하기 시작한 역사를 살펴보자.

AI도 연구자들의 노력과 번뜩이는 아이디어로 개발되었고, 인간의 기발한 생각이 만들어 낸 것이다.

제1차 AI 붐

인공지능(Artificial Intelligence, AI)이라는 용어는 1956년 다트머스대학교에서 열린 다트머스 회의에서 처음 사용되었다.

당시의 AI는 게임 또는 퍼즐을 풀거나 미로를 찾는 등 명확한 룰이 존재하는 문제에는 높은 성능을 발휘했다. 이렇게 정해진 틀 안에서만 움직였기 때문에 1970년대에는 '겨울의 시대'에 돌입했다.

● 1950~1960년대
● 특징: 탐색과 추론

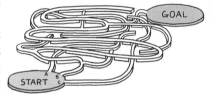

제2차 AI 붐

가정에 컴퓨터가 보급되기 시작했다. 이때 전문가의 지식을 AI에 주입하여 추론함으로써 AI가 전문가인 것처럼 행동하는 전문가 시스템이 개발되었다. 하지만 지식을 주입하는 작업이 매우 번거로웠기 때문에 1995년경부터 다시 겨울의 시대를 맞았다.

● 1980년대
● 특징: 지식 표현

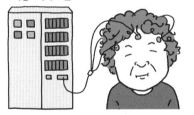

제3차 AI 붐

빅데이터라고 하는 대량의 데이터를 이용하여 AI 자신이 지식을 획득하는 '머신러닝'과 입력 데이터로부터 스스로 특징을 판별해 특정 지식이나 패턴을 학습하는 '딥러닝'이 등장했다. 이에 따라 사회와 생활에 실용적인 시스템이 속속 등장하게 되었다.

● 2000년대~
● 특징: 머신러닝(기계학습)

제3차 AI 붐 때 일어난 주요 사건	
1997년	IBM이 개발한 체스 전용 AI '딥블루'가 세계 체스 챔피언을 꺾었다.
2006년	딥러닝을 실제로 쓸 수 있는 방법이 등장했다.
2011년	IBM이 개발한 AI '왓슨'이 퀴즈 프로그램에서 인간에게 승리
2012년	이미지 인식이 향상되어 이미지 데이터에 '고양이'를 특정할 수 있게 되었다.
2016년	알파고(컴퓨터 바둑 프로그램)가 프로 기사에게 승리

컴퓨터도 기발한 아이디어를 떠올릴 수 있을까?

35 AI의 지성과 인간의 지성은 어떻게 다를까?

직감과 생각이 인간 지성의 열쇠

1997년 IBM이 개발한 컴퓨터 프로그램 '딥블루'가 세계 체스 챔피언 게리 카스파로프를 꺾었다는 소식이 사람들을 놀라게 했다. 사람들은 "드디어 컴퓨터의 지성이 인간의 지성을 뛰어넘었다."고 떠들어 댔으나 전문가들은 매우 냉정했다.

왜냐하면 **딥블루의 사고 과정은 인간의 사고 과정과는 전혀 다른 것이었기 때문이다.** 인간의 경우는 직관이 먼저 있어야 그것을 논리적으로 뒷받침해 나간다. 장기 기사라면 처음 몇 초 안에 두어야 할 수를 직감적으로 안다. 그 후에 직관으로 알게 된 수를 논리적으로 보강하여 최고의 수를 둘 확률을 높여 간다. 반면 딥블루는 1초에 억 단위의 예측을 수행하도록 학습되어 있었다. 방대한 데이터베이스에서 가능한 수를 논리적으로 검색하도록 만들어졌을 뿐이었다.

정말로 인간의 지성에 가까운 '생각하는 기계'를 만들기 위해서는 인간이 일상생활 속에서 무심결에 하는 행동의 배후에 있는 뇌의 작용을 이해해야만 한다. **사람이 나누는 대화 등에는 게임과 같은 규칙이나 정답이 없고, 착상(着想) 부분이 크기 때문이다. 인간은 상대가 하는 말에 즉각적으로 응하며 적절하게 대화를 이어간다. 말이 만들어지는 이 과정을 뇌의 직감 메커니즘이 지원하는 것이다.**

그리고 이러한 생각이야말로 인간다운 지성이다.

2016년, AI가 바둑 세계 챔피언을 이겼다

2016년 구글 딥마인드 사가 개발한 AI 바둑 프로그램 '알파고'가 바둑 세계 챔피언을 꺾었다는 뉴스를 접한 전 세계인은 AI의 진화를 실감하지 않았을까? 바둑은 복잡하고 추상적인 전략 게임이라고 여겼기 때문에 AI가 인간을 이길 수 없다고 생각했다. 하지만 알파고는 그런 추측을 뒤집었다. 바둑에서는 이제 인간이 AI를 뒤쫓는 형태가 될지도 모른다.

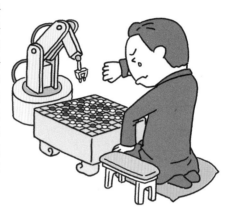

한층 더 진화한 바둑 AI가 등장!

2017년 구글 딥마인드 사는 알파고(AlphaGo)를 능가하는 '알파고 제로(AlphaGo Zero)'를 개발했다고 발표했다. 알파고 제로는 기존 알파고를 100전 100승으로 완파했다고 한다.

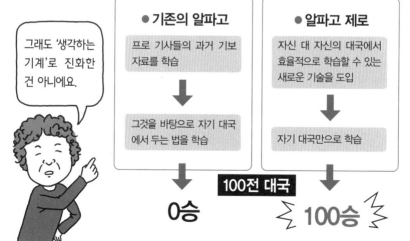

그래도 '생각하는 기계'로 진화한 건 아니에요.

● 기존의 알파고

프로 기사들의 과거 기보 자료를 학습

↓

그것을 바탕으로 자기 대국에서 두는 법을 학습

↓

0승

100전 대국

● 알파고 제로

자신 대 자신의 대국에서 효율적으로 학습할 수 있는 새로운 기술을 도입

↓

자기 대국만으로 학습

↓

100승

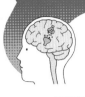

36 AI의 IQ는 인간보다 높을까?

인간과 AI의 IQ를 비교하는 건 의미가 없다

AI가 자신보다 머리가 좋은 것은 아닌지 불안해하는 사람이 많다. 그런 사람들에게는 충격적인 이야기일지도 모르지만 **싱귤래리티(기술적 특이점)에 도달한 AI의 IQ(지능지수)를 수치화하면 4,000 수준이 될 것이라고 한다.**

천재 아인슈타인의 IQ가 180이라고도 하니까 AI와는 그야말로 현격한 차이가 있다. 아인슈타인조차 발밑에도 미치지 못하는 수준인 것이다.

그렇다면 더더욱 '우리 인간의 존재 의의는 없어져 버리는 게 아닐까'라고 불안을 느끼는 사람이 나올지도 모른다.

하지만 그렇지 않다. 계산력과 기억력을 살린 일은 AI에 맡겨 버리고, 인간만이 할 수 있는 일에서 능력을 발휘하면 된다. 이를 위한 하나의 힌트가 인간이 지닌 '풍부한 감정'이다. 원래 우리 **인간의 뇌는 논리(Logic)와 감정(Emotion)이라는 2개의 축 가운데 감정 쪽에 중점을 두고 발달해 왔다.**

그 때문에 논리적 사고가 서툰 경향이 있기는 하지만, **매우 풍부한 감정을 표현할 수 있어 그런 면에서는 단연 인간이 유리하다.**

그러므로 감정의 세계에서는 인간이 AI에 쫓길 염려가 전혀 없는 인간의 독무대라고 할 수 있다.

인간과 AI의 능력은 근본적으로 다르므로 **IQ만으로 인간과 AI를 비교하는 것은 의미가 없다.**

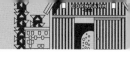

인간과 AI의 능력 차이는?

AI의 진보는 눈부셔서 AI가 지금 속도로 계속 진화한다면 어느 지점에서 인간의 지능을 뛰어넘는다고 한다. 그러나 인간과 AI의 능력에는 뚜렷한 차이가 있다. 그 능력의 차이에 주목하여 인간이 어떤 일을 해야 하는지 생각해 보는 것도 중요하다.

인간과 AI의 능력 분담

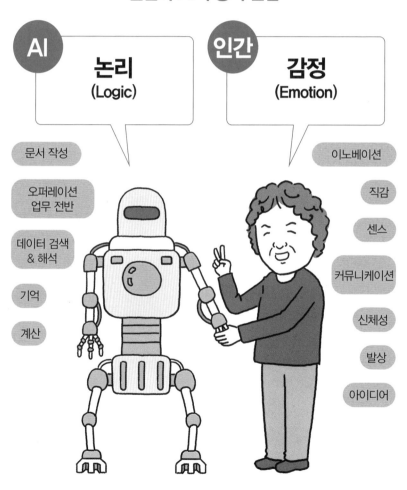

AI — 논리 (Logic)

문서 작성
오퍼레이션 업무 전반
데이터 검색 & 해석
기억
계산

인간 — 감정 (Emotion)

이노베이션
직감
센스
커뮤니케이션
신체성
발상
아이디어

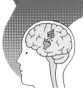

37 AI의 발달은 인간에게 좋은 일일까?

AI 덕에 '적당히' 살아갈 수 있다

AI의 특징은 인간에게 룰이나 평가 기준을 결정하게 하고, 그에 따라 충실하게 가동한다는데 있다. 규칙이나 평가 기준만 주어지면 AI는 매우 신뢰할 수 있는 존재라서 앞으로 AI의 능력은 한층 더 진화해갈 것이다.

오해를 무릅쓰고 말하자면 좀 더 '적당히' 그리고 '대충' 해도 되는 시대가 오지 않을까 한다. 예컨대 이전에는 낯선 지역을 걸으려면 어떤 곳인지 지도를 찾아 확인하고 조심스럽게 살피며 걸었다. 하지만 지금은 스마트폰 덕에 어느 정도 적당히 걸어도 어떻게든 찾아갈 수 있다는 안도감이 있다. 이것이 '적당히가 만들어 내는 자유'인 셈이다. **규칙을 조금 벗어나도 AI가 그 뒤처리를 해줄테니까 우리는 일이나 공부에 맘껏 모험이나 도전을 할 수 있다는 것이다.**

교육을 예로 들자면, 지금까지는 학교 시스템을 한 번 벗어나게 되면 복귀하기가 쉽지 않았다. 그런데 AI 시대에는 배우는 방법과 기회를 다양하게 선택할 수 있게 된다.

취업 활동의 경우도 일하고 싶은 사람과 기업을 AI가 이어주고 있어서 기업 측은 우수한 인재를 발굴하기 쉬워질 것이다.

다시 말해, 인간에게 자유를 가져다 주었다는 의미에서 AI의 발달은 인간에게 이점이라 할 수 있지 않을까?

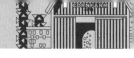

인간에게 자유를 부여해 주는 AI

AI가 진화한 덕에 우리 인간은 무척 편해진 게 사실이다. 지도를 펼치지 않아도, 시간표가 없어도, 스마트폰만 있으면 어디든 갈 수 있다.

청소도, 자동차나 전철의 운전도 AI가 해 주는 시대가 되었다. 이제 편해진 만큼 인간다운 활동에 맞춰 보자.

우리 가까이에 있는 편리한 AI

- 구글이나 야후와 같은 검색 엔진
- 스마트폰에 나와 있는 '환승 안내' 그리고 음성 인식과 의미 해석을 해주는 '시리(Siri)'
- 청소기와 에어컨, 세탁기, 냉장고 같은 가전제품
- 신용카드 사용 현황을 분석하여 부정 사용을 감지
- 인간 의사로는 진단하기 어려운 질병을 초기에 발견
- 돌봄 로봇에 의한 24시간 건강 관리
- 농가를 돕는 농업 로봇 등

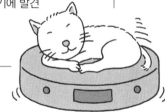

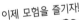

이제 모험을 즐기자!

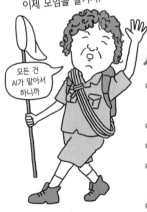

모든 건 AI가 맡아서 하니까

사회적 역할을 담당하는 AI

- 의료기록이나 임상시험의 전자 데이터를 바탕으로 정확한 진단과 최적의 치료 계획 입안
- 의사가 하는 수술을 돕는 수술 로봇
- 환자의 병세와 신체 상태에 맞춘 약을 개발
- 대량의 변론 취지서 및 판례 데이터를 전자화하여 변호사를 지원
- 경찰 대신 길거리나 보도에 설치된 센서 등

AI의 발달은 인간에게 좋은 일일까!?

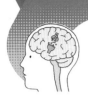

38 인간의 뇌를 인공적으로 만들 수 있을까?

그건 하늘의 별 따기보다 어렵다

AI가 발달하면 '컴퓨터가 인간과 같이 생각하는 시대가 올까?' 같은 의문이 생기게 마련이다.

현 시점에서 AI가 인간처럼 의사 표현을 하거나 감정 표현을 하기는 어렵다. AI에는 생각이나 감정이 주입되어 있지 않기 때문이다.

여기서 참고로 AI와 인공생명체의 차이점을 생각해 보자.

인공생명체란 인간이 인공적으로 설계한 생명체를 말한다. 그런데 이 인공생명체가 진화하면 분명 욕망을 가질 것이다. 인공이라고 해도 '생명체'이기 때문에 자손을 남기고 싶다든가, 살아남고 싶다고 생각할 것이다. 이는 생명체의 근원적인 욕구이기 때문이다.

그런데 인공생명체에 대한 연구는 AI 연구에 비해 훨씬 뒤떨어져 있다. **인간은 아직까지도 세포 하나조차도 만들어 내지 못했다.** 그렇게 생각하면 인간의 뇌를 인공적으로 만들어 내는 것은 하늘의 별따기라고 할 수 있지 않을까? 그런 만큼 **앞으로 우리 인간은 '산다는 것'을 더 중요하게 여기는 시대가 될 거라고 생각한다.** 살아간다는 것은 감정이나 의지를 제대로 가지는 것이기도 하다.

예컨대 AI가 요리사가 되어 맛있는 요리를 해준다고 해도, AI 자신은 그 음식을 먹고 '맛있다!'며 감동하지는 못한다. 감동할 수 있는 것은 오직 인간뿐이다. 거기에 인간의 존재 가치가 있는 것이다.

그러므로 앞으로 AI가 더욱 발달하면 우리 인간의 삶의 방식을 재평가해야 하는 시대가 될 거라고 나는 생각한다.

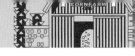

인간에게만 있는 감성을 갈고 닦는다

논리 분야는 AI가 담당하게 하고, 인간은 감성 분야를 담당하면 앞으로도 공존해 나갈 수는 있다. 반대로 감성을 갈고 닦지 않으면 AI에 일자리를 빼앗겨 버릴 우려가 있다. 유일하게 인간에게만 있는 감성 중에서, AI 시대를 살아가는데 무기가 될 수 있는 것 3가지를 소개하겠다.

호불호

AI는 정답이 정해져 있지 않은 것에는 대응하지 못한다. '좋아한다'든가 '싫어한다'는 것에는 정답이 정해져 있지 않다. 하지만 인간은 '좋다', '싫다'로 판단한다. 그러니까 이런 감정을 중요하게 생각해야 한다. 일단은 '좋아하는' 일을 많이 만들자. 그래야 남다른 센스가 생긴다.

개성

아름다운 얼굴 생김에도 다양한 유형이 있다. 그래서 '미인의 조건'을 수치화하기는 어렵다. 아름다움은 개성이다. AI는 개성을 이해할 수 있는 인간의 감성을 도저히 지닐 수가 없다.

오감

AI가 인간을 이기지 못하는 것 중 하나가 '오감'이다. 감각을 통해 느끼는 감각질(82쪽 참조)은 확실히 인간의 무기다. 오감을 키우고 그것을 살리는 일을 개척해 보자.

95

인간의 뇌를 인공적으로 만들 수 있을까?

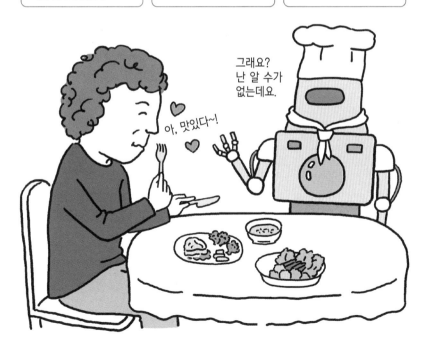

그래요?
난 알 수가
없는데요.

아, 맛있다~!

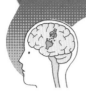

39 AI 시대를 사는 우리가 직감을 믿어도 될까?

점점 야생의 직감이 요구되는 시대로

AI 시대를 살아가기 위해서는 다소 역설적이지만 '야생적 직감'이 필요하다고 생각한다. '그런 직감을 어떻게 믿을 수 있어?'라고 의문을 가지는 사람도 분명 많을 것이다.

그렇지만 첨단의 IT 분야에서 세계적으로 활약하는 사람들은 모두 중요한 일을 할 때는 야생 동물과 같은 직감을 믿고 행동한다고 말한다. 정글에 사는 동물들은 먹어도 되는 열매인지, 위험한 동물인지 아닌지 직감으로 알아차린다. 그 판단이 늦어지면 금세 죽을 수 있기 때문이다.

이와 마찬가지로 AI가 더 발달하게 되면 중요한 일은 순식간에 판단해야 하는 시대가 될 것이다. 게다가 판단하는 속도도 점점 더 가속화될 것이다. **그 속도를 따라갈 수 있는 직관력을 갖춘 사람만이 살아남게 된다.**

하지만 이런 능력은 특별한 것이 아니다. 오히려 인간의 뇌가 가장 잘하는 것이기도 하다.

앞에서도 언급했다시피 인간은 단 2초 만에 판단한다(30쪽 참조). 인간의 뇌는 그 직감이나 기발한 착상을 통해 사물의 본질을 간파할 수 있기 때문이다. **즉, AI처럼 데이터를 축적하지 않고도 결론을 내릴 수 있는 것이 인간의 강점이다.** 인간이 앞으로 자신의 특성을 살리기 위해서는 직감을 연마하는 일이 최선의 전략이라고 할 수 있겠다.

식감력을 연마하는 방법

앞으로는 AI의 진화로 일이 진행되는 속도가 점점 빨라질 것이다. 이런 시대에는 얼마나 재빠르게 결단하고 판단하느냐가 관건이다. 직감력을 관장하는 것은 전두엽이다. 그리고 판단의 재료를 제공하는 것이 측두엽이다. 이 두 가지 활동과 연계를 강화해야 예리한 직감과 폭발적인 실행력을 갖출 수 있다.

❶ 경험을 쌓고 지식을 쌓는다

직감적으로 판단할 때 소재가 되는 것은 기억이다. 얼마나 많은 판단 재료를 갖고 있느냐가 중요하다. 그러므로 경험과 지식을 쌓도록 하자.

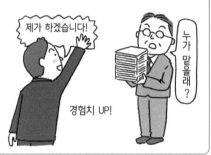

❷ 시간을 들이지 않고 결정하는 훈련을 한다

판단은 빨라야 한다. 평소 재빠르게 결단하도록 해 보자. 예를 들어 바둑이나 장기 등 생각할 시간의 한계가 있는 게임을 취미 삼는 것도 좋다.

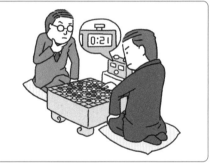

❸ 안이하게 남에게 동조하지 않는다

뚜렷한 소신 없이 그저 남의 의견에 따라가는 부화뇌동형 인간이 많다. 하지만 직감력을 연마하려면 자기 머리로 생각하고 판단하는 비판적 사고가 필수적이다. 안이한 동조는 그만두자.

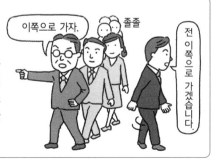

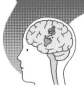

40 다가오는 시대에는 어떤 능력이 요구될까?

인간만이 가진 '신체성'이 중요해진다

AI 시대를 사는 우리에게는 이제 속도감 있게 판단하고 행동하는 능력이 요구된다. 즉, 직감이나 센스(감각)가 뛰어난 사람이 살아남는다는 얘기이다.

그럼 직감과 센스를 연마하기 위해서는 어떻게 하면 좋을까? 뇌 과학에서 말하는 **'신체성'**(100쪽 참조)**이 중요하다.** 신체성이란 '자기 몸은 자신의 것이라고 하는 소유 의식'과 '자신의 운동을 실현시키는 것은 자기 자신이라고 하는 주체 의식' 2가지를 가리킨다.

예컨대 영국의 엘리트 교육에서는 축구나 럭비를 체험시켜 직관과 센스를 연마한다. 왜냐하면 축구나 럭비 경기에서는 영 점 몇 초라고 하는 짧은 시간에 어떤 플레이를 할지 판단해야 하기 때문이다. 그건 직감 말고는 없다.

이와 마찬가지로 비즈니스 엘리트라고 불리는 사람들은 **스포츠처럼 신체성을 수반한 직감이 센스를 연마하는데도 매우 중요한 포인트라는 사실을 충분히 이해한다.**

신체성은 격렬한 스포츠로만 단련되는 게 아니다.

조깅이나 산책을 하며 계절의 변화를 느끼기도 하고, 하늘을 보고 날씨 변화를 예측하기도 하고, 맛집에서 음식 맛을 즐기기도 하고, 사람들과 대화를 나누기도 하는 등 일상의 사소한 일을 통해서도 신체성을 단련할 수 있다. 이렇게 **지식이 아니라 자신의 몸을 써서 느끼고 생각하는 습관을 들이면 신체성이 길러진다.**

AI 시내에 요구되는 인간의 능력

앞으로 AI가 더욱 진화할 것은 틀림없다. 이를 근거로 지금부터 다음 시대를 준비

해 두자. 그래야 AI 시대를 더 잘 살아갈 수 있을 것이다.

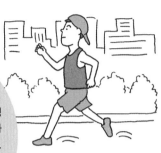

신체성을 향상시킨다

결단과 행동은 이론이 아니라 신체성의 문제. 그리고 신체성은 학습과 지능 구축에도 좋은 효과를 가져온다. 신체성을 닦는 데는 달리기가 좋다. 습관화하면 행동력도 기를 수 있다.

불특정 다수의 사람과 자유롭게 소통한다

인간의 가장 큰 무기는 커뮤니케이션이 가능하다는 점이다. 현대는 SNS를 통해 전 세계 불특정 다수의 사람과 대화할 수 있다. 적극적으로 사람들과 어울려 소통 능력을 키우자.

지식이나 교양, 직책이나 조직에 의존하지 않는다

AI 연구의 최첨단을 달리는 미국에서는 실력을 중시한다. 앞으로 두뇌 측면에서는 AI가 담당해 주기 때문에 학력도 직함도 필요 없어진다. 그보다는 사람만이 할 수 있는 분야의 실력이 중요하다.

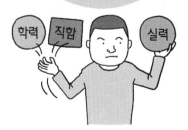

학력 / 직함 / 실력

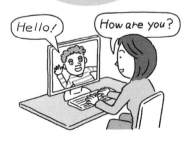

Hello! / How are you?

칼럼

인간만이 가진 신체성이란?

　신체성이라는 정의는 분야마다 다르다. 철학, 종교, 심리학, 인지과학, 인공지능, 뇌과학에서 내리는 정의가 다르지만 이 책에서는 뇌과학의 관점에서 설명했다 (98쪽 참조).

　좀 더 알기 쉽게 말하자면 신체성이란 몸으로 느끼는 것을 말한다. 즉, 스포츠를 할 때 신체의 각 부위를 통해 외부를 이해하고 중심을 잡거나 근육을 움직인다. 또한 현악기를 연주할 때는 손가락 끝으로 현을 느끼고 귀로 소리를 들으며 연주한다. 이렇게 몸으로 느끼는 것을 '신체성'이라고 한다.

　우리 인간은 진화의 과정에서 다양한 환경 속에서 살아남았고, 환경의 일부로서 몸으로 느끼고 생각하며 진화해왔다. 신체 없이는 지성이 생길 수 없었다.

　최근 기술이 발전해 멀리 떨어진 사람들과도 순식간에 연락을 할 수 있게 되었다. 집에서도 전 세계의 정보를 얻을 수 있다. 하지만 편리해진 반면 신체성을 수반하지 않는 관계는 온갖 폐해를 가져온다.

　실체를 수반하지 않는 정보에 의해 창조된 사고만으로는 뇌가 균형을 잃고 만다. AI가 대두 (擡頭)하는 시대인 만큼 우리 인간은 삶의 체험에서 느낀 정보를 뇌에 입력하는 일이 지금까지 이상으로 중요해지지 않을까?

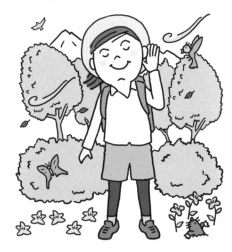

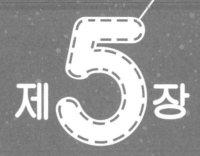

제5장

뇌의 기능

뇌 기능의 일부를 들여다보자

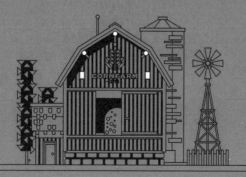

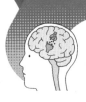

41 모든 생명 활동의 사령탑, 뇌

크게 세 영역이 제각기 역할을 가지고 협력한다

뇌는 전신의 다양한 기관을 비롯하여 운동과 언어, 사고를 관리하고 컨트롤하는 생명 활동 전반의 사령탑이다. 인간의 뇌는 크게 나누어 대뇌, 소뇌, 뇌간 세 부분으로 구성되어 있다. 뇌 부위에서 가장 큰 것이 대뇌로 전체 뇌 부피의 85% 정도를 차지하고, 소뇌는 전체 뇌의 약 10%를 차지한다. 대뇌는 감각, 사고, 감정, 기억 같은 정신활동과 육체활동을 제어하는 역할을 한다. 소뇌는 우리 몸의 균형을 잡는 중추적인 역할뿐 아니라 근육의 긴장과 이완 등 운동기능을 조절하는 역할을 한다.

뇌간이란 간뇌, 중뇌, 교뇌, 연수를 통틀어 이르는 부분으로, 호흡과 수면, 심장 박동의 조절 등 무의식적 생명 활동의 중추를 담당한다. 즉, 생명 유지에 필수적인 영역이다.

뇌의 각 부위는 독자적인 역할을 할 뿐 아니라 각 부위와 연계하여 전반적인 생명 활동의 사령탑 역할도 한다.

이때 뇌의 각 부위를 연결하는 것이 신경세포(뉴런)다. 신경세포에 대해서는 뒤에서 좀 더 자세히 설명하겠지만 뇌에는 수백 억에서 1,000억 개 이상의 신경세포가 있다. **이 신경세포가 그물망처럼 연결되어 구축한 거대한 네트워크(신경회로)에 의해 뇌는 방대한 정보를 처리하고 기억에 새겨 사고한다.**

제1장에서도 언급했듯이 이 신경세포의 네트워크를 타고 정보가 오가면서 의식과 감정이 생긴다.

뇌(대뇌, 소뇌, 뇌간)의 구조

대뇌 ● 몸과 마음의 사령탑

기억·사고·감각, 운동·감정 등에 관여한다.

➡ 정신과 육체 활동을 제어하는 중추!

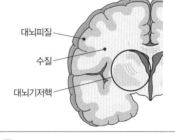

- 대뇌피질
- 수질
- 대뇌기저핵

전체의
85%

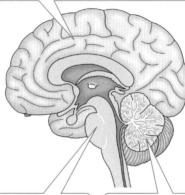

전체의
10%

뇌간 ● 생명 유지 기능

호흡·심박수·체온·수면 등의 조절에 관여한다.

➡ 무의식 상태에서 이루어지는 생명 유지 활동의 중추!

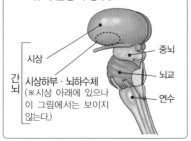

간뇌

- 시상
- 시상하부 · 뇌하수체
  (※시상 아래에 있으나 이 그림에서는 보이지 않는다.)
- 중뇌
- 뇌교
- 연수

소뇌 ● 운동 조절 기능

평형감각·원활한 운동·자세 유지 등에 관여한다.

➡ 운동학습의 중추!

신경세포가 밀집한 소뇌피질로 덮여 있다.

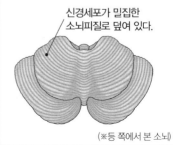

(※등 쪽에서 본 소뇌)

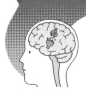

42 뇌내를 연결하는 네트워크 · 신경회로

복잡한 기능을 가능하게 하는 것은 신경세포

뇌는 주로 신경세포(뉴런)와 글리아세포(신경교세포)로 구성되어 있는데, 글리아세포가 약 90%를 차지하고 신경세포는 약 10%에 불과하다. **그런데 이 10%밖에 되지 않는 신경세포가 정보처리와 흥분 전달이라는 뇌의 가장 중요한 기능을 지원한다.**

신경세포끼리는 상호 복잡하게 연결되어 정보를 주고받으며 거대한 네트워크를 형성한다. 이를 신경회로라고 한다. 우리가 외부에서 어떤 자극을 받았을 때나 집중해서 뭔가를 생각할 때 뇌에서는 신경회로가 정보처리나 정보교환을 하기 위해서 바쁘게 활동한다.

신경세포에는 수상돌기라고 하는 돌기가 많이 있는데, 이 돌기가 다른 부위나 다른 신경세포로부터 정보를 수집한다. 이 정보는 세포체에서 기다란 축삭의 내부에 전기신호가 지나 신경종말에 전해진다. 신경종말에 도달한 정보는 전기신호에서 화학물질(신경전달물질) 신호로 바뀌어 다른 신경세포나 신체 조직에 전달된다. 그리고 받아들인 쪽의 신경세포에서는 그 자극이 다시 전기신호로 바뀌어 신경세포 내로 전해진다(다음 페이지 참조).

한편 글리아세포는 신경세포를 공간적으로 지원하거나 영양을 주는 등 신경세포의 보조 역할밖에 하지 않는다. 하지만 **글리아세포가 없으면 뇌가 정상적으로 작동하지 않기 때문에 정보처리에도 깊이 관여하는 것으로 보고 있다.**

신경세포의 네트워크

무수한 신경세포가 신경종말 부분에서 정보를 전달한다. 그 결합부를 시냅스 간극이라고 한다.

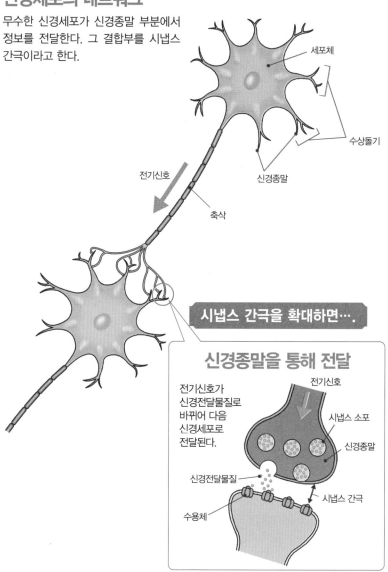

세포체

수상돌기

전기신호

신경종말

축삭

뇌를 연결하는 네트워크 · 신경회로

시냅스 간극을 확대하면….

신경종말을 통해 전달

전기신호가 신경전달물질로 바뀌어 다음 신경세포로 전달된다.

전기신호

시냅스 소포

신경종말

신경전달물질

수용체

시냅스 간극

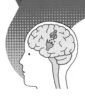

43 마음과 몸의 상태에 크게 관여하는 신경전달물질

신경전달물질의 질과 양이 마음의 상태를 결정한다

신경세포가 정보를 주고받을 때 신경세포끼리는 직접 결합하지 않는다. 둘 사이에는 20~30 나노미터 정도의 아주 작은 틈이 있다. 이 틈을 시냅스 간극이라고 한다.

전기 신호가 신경세포 내부를 지나온 정보는 신경종말 부분에서 신경전달물질이라는 화학물질로 대체되어 시냅스 간극으로 내보낸다. 뇌 속에는 여러 종류의 신경세포가 있는데, 각 신경세포는 1종류의 신경전달물질을 분비한다.

한편, 정보를 받는 측의 세포 선단에는 여러 개의 수용체가 있는데, 그것이 신경전달물질을 받아들인다. 각 수용체에는 그에 딱 맞는 신경전달물질이 정해져 있다.

신경전달물질에 의해 전달된 정보는 수용체와 결합 후 다시 전기신호로 대체된다. 신경전달물질은 뇌내 호르몬이라고도 불리는 것으로, 그 종류와 양에 따라 마음 상태가 결정된다.

본래 뇌의 흥분 정도는 신경전달물질에 의해 균형이 유지되도록 통제되고 있으나 강한 스트레스를 받으면 신경전달물질의 양의 과부족(過不足)이 발생한다. 신경전달물질의 과부족은 때로 마음의 병을 부르기도 한다.

제1장에서도 설명했듯이 때로는 아무 생각 없이 멍하게 있는 시간을 만들어 디폴트 모드 네트워크(DMN)로 뇌내를 정리 정돈할 필요가 있다. 그렇게 하면 신경전달물질의 과부족도 정돈되어 마음의 건강을 되찾을 수 있다.

신경전달물질의 종류와 기능

● 주요 신경전달물질

아세틸콜린

신경을 흥분시켜 의식, 지능, 각성, 수면 등에 관여한다. 대뇌피질과 대뇌기저핵에 많이 있다.

도파민

뇌를 각성시켜 정신 활동을 활발하게 한다. 쾌감, 기쁨 등에 관여한다. 대뇌기저핵에서 만들어진다.

노르아드레날린

강한 각성력이 있으며 주의, 불안 등에 관여한다. 뇌간에서 만들어진다.

세로토닌

과도한 뇌의 각성과 활동을 억제한다. 뇌간에서 만들어진다.

가바(GABA)*

혈압을 낮추는 등 정신 안정에 효과가 있다. 해마, 소뇌, 대뇌기저핵 등에 있다.

베타엔도르핀

모르핀과 비슷한 진통 효과가 있어 뇌내 마약으로 불린다. 뇌하수체 등에서 분비된다.

옥시토신(모유 분비 촉진 작용)

애정이나 신뢰감 등에 관여한다.
모유의 분비 촉진 작용도 있다.
뇌하수체에서 만들어진다.

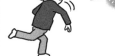

● 신경전달물질에 의해 유지되는 밸런스

각 신경전달물질이 균형 있게 작용해야 마음이 안정된다.

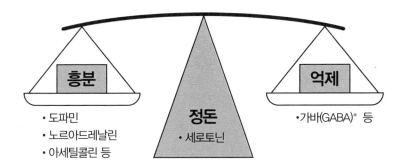

흥분
- 도파민
- 노르아드레날린
- 아세틸콜린 등

정돈
- 세로토닌

억제
- 가바(GABA)* 등

* 가바(GABA): 감마아미노뷰티르산(γ-aminobutyric acid)

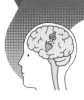

44 신경세포가 응집한 피질이 기능의 중추

영역마다 다른 기능을 담당하는 대뇌피질

대뇌는 좌우 반구로 나뉘어 있다. **좌반구는 좌뇌, 우반구는 우뇌라고 부른다.** 우뇌와 좌뇌는 거의 같은 크기와 모양이지만, 좌우 대칭으로 각 부위가 배치되어 있는 것이 아니라 기능에 차이가 있다.

좌뇌와 우뇌의 기능이 다르다는 이유에서 사람을 '좌뇌형'과 '우뇌형'으로 나누기도 하지만, 뇌 과학적으로는 의미가 없다. 좌뇌와 우뇌는 약 2억 개의 축삭 다발인 뇌량으로 연결되어 있어 서로 정보를 교환하면서 작용하기 때문에 어느 한쪽 뇌만 쓸 수는 없기 때문이다.

좌우 반구는 뇌구(뇌고랑)라고 하는 깊숙하게 접힌 곳을 경계로 전두엽, 두정엽, 후두엽, 측두엽으로 나뉜다. **대뇌의 표면은 두께 3밀리미터 정도의 대뇌피질이라고 하는 신경세포가 응집된 조직으로 덮여 있는데, 이것이 우리의 지적 활동을 지탱해주는 중추이다.**

대뇌피질 부피의 3분의 1을 차지하는 것이 전두엽이다. 전두엽은 신경회로 전체의 지휘자라고 할 수 있는 부위로, 사고와 판단 등 고차원적인 지적 활동을 담당한다. 앞 장에서 언급한 집중 회로나 아이디어 창출을 지시하는 것도 전두엽이다.

전두엽에는 통증이나 온도 등의 피부감각(체성감각)을 관장하는 체성감각영역이 있고, 측두엽에는 청각영역이, 후두엽에는 시각영역이 있다.

이 밖에 대뇌의 중앙부에는 감정 시스템을 조절하는 대뇌변연계와 소뇌와 함께 몸의 움직임을 조절하는 대뇌기저핵 등이 있다. 이와 같이 다양한 부분이 역할 분담을 하면서도 협조하며 일하는 것이 대뇌의 특징이다.

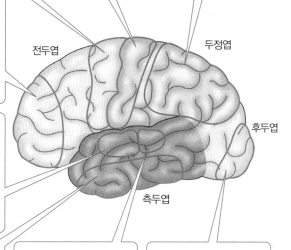

대뇌의 역할 분담에 따른 기능

운동영역·운동연합영역

각 부 근육의 움직임을 제어하고 지배한다. 뇌간과 척수의 운동신경에 신호를 보내 움직이라는 명령을 내린다.

체성감각영역·체성감각연합영역

피부, 근육, 관절 등에서 전해진 감각 정보(촉각, 통각, 온도 등)를 받아 인식, 판단한다.

두정연합영역

시각이나 체성감각에 근거해 어디에 무엇이 있는지 공간적 위치 관계를 이해한다.

이마앞영역(전두전야)

대뇌 전체의 활동을 조절하는 뇌의 최고 중추. 사고와 창조에 깊이 관여한다. 전두연합영역라고도 한다.

전두엽

두정엽

후두엽

측두엽

청각영역·청각연합영역

귀의 가장 안쪽에 있는 달팽이관이 받아들인 소리와 말 등 청각 정보를 받아 인식하고 판단하고 기억한다.

관자연합영역 (측두연합영역)

시각영역, 청각영역으로부터 받아들인 정보를 통합하여 색이나 모양, 소리를 인식한다. 기억과 언어의 이해 등에도 관여한다.

감각성 언어영역

들은 말의 의미를 이해한다. '베르니케 영역(Wernicke's area)'이라고 부르기도 한다. 보통 우뇌보다 좌뇌 쪽이 더 넓다.

시각영역·시각연합영역

눈으로 본 정보(망막이 신호로 변환한 시각 정보)가 먼저 도달하는데, 이것을 받아들여 인식하고 판단하고 기억한다.

※ 이 외에도 후각영역, 미각영역, 운동성 언어영역 등이 있다.

대뇌피질은 각 부분마다 다른 기능을 담당한다!

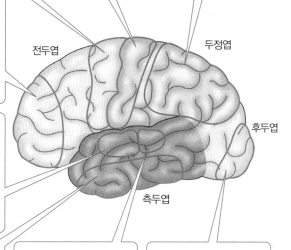

신경세포가 응집한 피질이 기능의 중추

109

45 우뇌와 좌뇌의 역할 분담과 균형

언어영역의 모습이 사람의 특성을 결정 짓는다?!

우뇌와 좌뇌는 운동이나 감각 기능에는 차이가 없지만, 지적인 기능에는 차이가 있다.

일반적으로 좌뇌는 언어나 계산 등 논리적인 기능을 담당하고, 우뇌는 공간 인식과 기술적인 작업 등 직감적인 기능을 담당한다. 이 차이는 언어 활동을 관장하는 언어영역이 좌뇌 쪽에 크게 치우쳐 존재하기 때문이라고 생각한다. 그런데 적긴 하지만 우뇌에 언어 분야가 존재하는 사람도 있으므로 모든 사람에게 적용되는 것은 아니다.

좌뇌와 우뇌를 골고루 사용하는 것이 아니라 사람마다 제각기 사용하는 비율이 다르다. 사람에 따라 자신 있는 분야와 자신 없는 분야가 다른 것도 이와 관련이 있는지도 모른다. **또 사람의 몸은 우뇌가 좌반신을, 좌뇌가 우반신을 움직이는 구조로 되어 있다.** 뇌에서 전신으로 뻗은 신경이 연수에서 좌우로 교차하기 때문에 그렇게 되는 것이다. 이러한 '교차지배' 현상은 눈에서도 나타난다. 시야의 오른쪽에서 오는 정보는 그 반대쪽인 좌뇌에, 시야의 왼쪽에서 오는 정보는 우뇌에 전달된다. 시야의 오른쪽은 좌뇌에서, 시야의 왼쪽은 우뇌에서 정보처리가 이루어지는 것이다. 오른손잡이의 대다수는 좌뇌에 언어영역이 있지만, 왼손잡이의 경우는 언어에 관한 활동이 좌우 뇌에 걸쳐 있는 것으로 알려져 있다. 이러한 뇌 활동의 특징은 왼손잡이 혹은 양손잡이인 사람 중에 레오나르도 다빈치와 같은 독창적인 천재가 가끔 나오는 것과 관련이 있을수도 있다. 프로 운동선수 중에는 훈련을 통해 양손잡이로 만드는 사람도 있는데, 이는 특별한 능력과 관계가 있는지도 모른다.

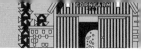

우뇌와 좌뇌의 기능

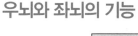

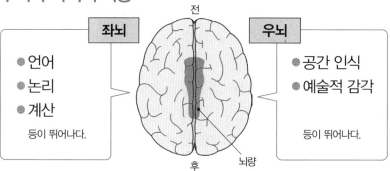

전

좌뇌

- 언어
- 논리
- 계산

등이 뛰어나다.

우뇌

- 공간 인식
- 예술적 감각

등이 뛰어나다.

후

뇌량

뇌에서 말초로 향하는 전달로

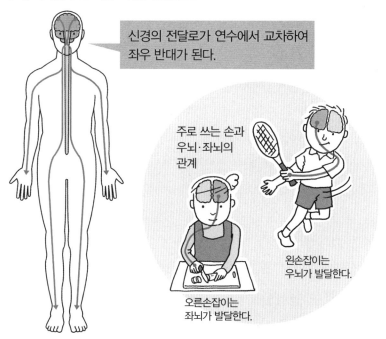

신경의 전달로가 연수에서 교차하여 좌우 반대가 된다.

주로 쓰는 손과 우뇌·좌뇌의 관계

왼손잡이는 우뇌가 발달한다.

오른손잡이는 좌뇌가 발달한다.

우뇌와 좌뇌의 역할 분담과 관계

46 대뇌의 사령탑을 맡은 전두전야

인간다운 고차원적인 정신성을 만드는 중요 부위

전두엽에는 운동 기능을 관장하는 운동영역, 대화하는 데 중요한 역할을 하는 운동성 언어영역(브로카 영역), 사고나 판단 등 고차원적인 지적 활동을 관장하는 전두전야(이마앞영역)가 있다. 그 중에서 전두전야는 대뇌의 기능을 알아가는 데 가장 중요한 부위이다.

전두전야는 측두연합영역과 두정연합영역을 비롯해 다양한 대뇌의 부위에서 정보를 모아 그것들을 토대로 인지하고 실행하는 역할을 한다. 이 기능에 의해 전두전야는 목적에 따라 계획적으로 행동을 결정하거나 새로운 것을 창조할 수 있다. 뇌가 몸의 사령탑이라면 전두전야는 대뇌의 사령탑인 셈이다.

전두전야의 활동 모습을 다음 페이지의 구체적인 예를 통해 살펴보자. 운전 중에 빨간 신호등에서 멈춰있던 차가 파란 신호로 바뀌자 앞으로 움직이는 상황이다. **전두전야의 중요한 역할에 따라 대뇌가 정보처리 → 판단 → 명령 → 실행의 흐름을 만든다는 것을 알 수 있다**(실제로는 더 복잡하게 뇌와 신경이 작용하지만, 알기 쉽게 간략화했다).

또 전두전야는 희로애락의 감정이나 의욕에도 관여하는 것으로 알려져 있다. 예컨대 대뇌의 안쪽에 있는 편도체라는 '유쾌하다·불쾌하다', '무섭다·무섭지 않다' 등의 감정을 관장하는 부위에도 정보를 보내 그 판단에 영향을 준다. 전두전야가 보내는 정보는 대뇌 안에 있는 다양한 정보를 검토해서 얻은 판단 정보이므로 '이성'이라고도 할 수 있다. **전두전야는 감정에 휩쓸리지 않는 인간다운 어른스러운 활동을 만들어 내는 고차원적인 역할을 담당한다.**

신호등이 녹색으로 바뀐다

녹색 신호를 보고 '진행'으로 판단

녹색 신호등이 켜졌다는 정보가 시각영역에 들어온다. 정보는 색, 형태, 움직임 등으로 분해되어 각 부로 전달된다. 두정연합영역에서는 자신의 위치를, 측두연합영역에서는 신호가 녹색으로 바뀐 것을 인식하고 그 정보를 전두전야에 보낸다. 전두전야는 동시에 녹색을 '직진' 신호로 받아들이고 '앞으로 나가야 한다'고 판단한다.

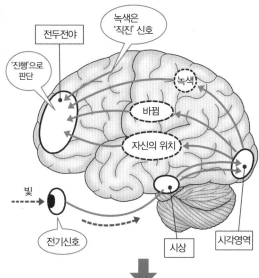

전두전야 / 녹색은 '직진' 신호 / '진행'으로 판단 / 녹색 / 바뀜 / 자신의 위치 / 빛 / 전기신호 / 시상 / 시각영역

차를 몰다

엑셀을 밟으라는 명령을 내리고 실행

전두전야는 운동연합영역에 '진행'하라고 명령을 내린다. 운동연합영역은 엑셀을 밟을 계획을 세운다. 이에 따라 운동영역이 신체에 근육을 움직이라는 명령을 내리고 액셀을 밟는다. 이때 소뇌는 잘못된 움직임을 바로잡는다.

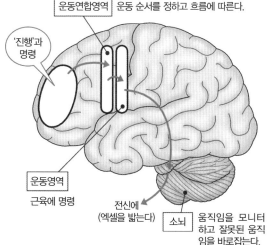

운동연합영역 운동 순서를 정하고 흐름에 따른다.

'진행'과 명령

운동영역
근육에 명령

전신에
(엑셀을 밟는다)

소뇌 움직임을 모니터하고 잘못된 움직임을 바로잡는다.

그림 자료 : 도미나가 히로히사 지음, 모기 겐이치로 감수 『아~ 그렇구나! 뇌 과학』(PHP연구소)

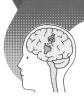

47 욕구나 공포 등 원시적인 마음을 만드는 대뇌변연계

살아가기 위해 발달을 거듭해온 '동물의 뇌'

지금까지 살펴본 것처럼 대뇌피질은 인지, 사고, 판단, 언어 등 지적이고 고차원적인 정신 활동을 담당하지만, **대뇌피질의 안쪽에 있는 대뇌변연계는 식욕, 성욕 등의 욕구, 유쾌·불쾌나 공포 등 무의식중에 솟아나는 원시적인 감정을 관장한다.**

같은 대뇌인데도 지적인 역할을 담당하는 대뇌피질을 '인간 특유의 뇌'로 여기며 신피질이라 부른다. 이에 반해 원시적인 대뇌변연계는 '동물의 뇌'로 간주하고 구피질 혹은 고피질이라 부른다.

대뇌변연계는 오랜 진화 과정에서 생긴 뇌로, 여기에는 인간이 단계를 거쳐온 파충류와 구 포유류의 뇌가 남아 있다.

대뇌변연계에 있는 해마는 파충류 시대부터 남아 있는 구피질에 속하고, 편도체와 측좌핵은 구 포유류 시대로부터 남아 있는 구피질에 속한다.

대뇌변연계는 좌뇌와 우뇌를 잇는 뇌량을 감싸듯이 자리잡고 있으며, 대상회, 측좌핵, 편도체, 해마 등의 부위로 구성된다. 그리고 각각 다음 페이지에서 소개하는 기능을 한다.

모두 동물이 살아가는 데 빼놓을 수 없는 꼭 필요한 기능이다. 동물 실험에서 편도체가 죽은 원숭이는 두려워서 멀리 도망쳐야 할 천적 뱀을 보고도 무관심한 반응을 보였다. 해마가 손상된 사람 역시도 지난 일은 기억할지 모르지만 새로운 일은 기억하지 못할 수가 있다.

대뇌변연계 근처에는 냄새 정보를 처리하는 후각신경구 같은 후각뇌가 존재해 **냄새 정보가 해마와 편도체에 전해질 뿐 아니라 기억이나 감정을 불러일으키는 것으로 알려져 있다.**

대뇌변연계의 구조

대뇌변연계는 대뇌신피질의 안쪽에,
대뇌기저핵을 에워싸듯이 자리잡고 있다.

대상회 편도체가 보내오는 유쾌·불쾌 등의 정보와 시상하부가 보내오는 욕구를 정리하여 대뇌 피질에 전달한다. 동기부여 등에 관여한다. 뇌량을 덮듯이 감싸고 있다.

뇌궁 유두체와 해마를 잇는 신경섬유 다발. 활과 같은 모양으로 되어 있다.

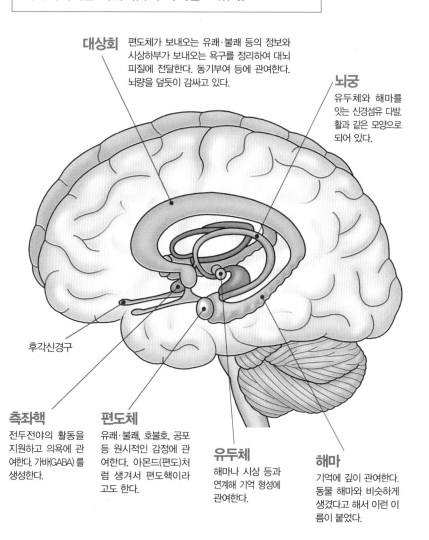

후각신경구

측좌핵 전두전야의 활동을 지원하고 의욕에 관여한다. 가바(GABA)를 생성한다.

편도체 유쾌·불쾌, 호불호, 공포 등 원시적인 감정에 관여한다. 아몬드(편도)처럼 생겨서 편도핵이라고도 한다.

유두체 해마나 시상 등과 연계해 기억 형성에 관여한다.

해마 기억에 깊이 관여한다. 동물 해마와 비슷하게 생겼다고 해서 이런 이름이 붙었다.

욕구나 공포 등 원시적인 마음을 만드는 대뇌변연계

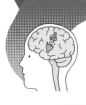

48 동작을 정교하게 만드는 대뇌기저핵의 기능

대뇌의 깊숙한 부분에 있는 운동을 조절하는 네트워크

대뇌변연계보다 더 안쪽에서 뇌간 최상부의 시상을 에워싸듯이 위치하는 것이 대뇌기저핵이다. **대뇌기저핵은 정보 전달의 중계와 분기를 하는 신경핵 집단으로, 대뇌피질과 시상(몸에 들어온 감각 정보를 대뇌피질로 중계한다)을 연결하는 네트워크를 구성한다.**

대뇌기저핵은 선조체(미상핵과 피각), 담창구, 시상하핵, 흑질 등의 부위로 구성되어 있다.

선조체는 대뇌피질(전두엽과 두정엽)의 전기신호를 받아 중계하는 역할을 하며, 담창구는 선조체로부터 받은 신호를 시상에 출력한다. 시상은 대뇌피질로 신호를 돌려보낸다.

이 신경회로는 운동의 시작과 정지 외에 운동을 학습하는 기능도 한다.

대뇌피질이 보내온 명령에 따라 올바르게 움직였을 때 보상으로 흑질에서 도파민이 분비되는 구조로 되어 있어 거듭될수록 동작이 세련되어진다.

대뇌기저핵이 손상되면 손발을 마음대로 움직일 수 없고 가만히 있을 수 없는 장애가 발생한다. 동작이 둔해지거나 서서히 몸이 움직이지 않게 되는 파킨슨병은 대뇌기저핵의 손상으로 생기는 병이다. 파킨슨병은 흑질인 도파민이 결핍되어 대뇌피질에 보내는 신호가 약해진 탓에 몸이 움직이지 않게 되는 병이므로 도파민 투여가 치료에 도움이 된다.

아직 대뇌기저핵의 기능의 전부가 밝혀진 것은 아니지만 기억, 인지 기능, 얼굴 표정에도 관여할 것으로 보고 있다.

대뇌기저핵의 구조

대뇌기저핵은 대뇌변연계의 안쪽, 소뇌 위에 위치하며 간뇌의 일부인 시상을 에워싸듯이 자리잡고 있다.

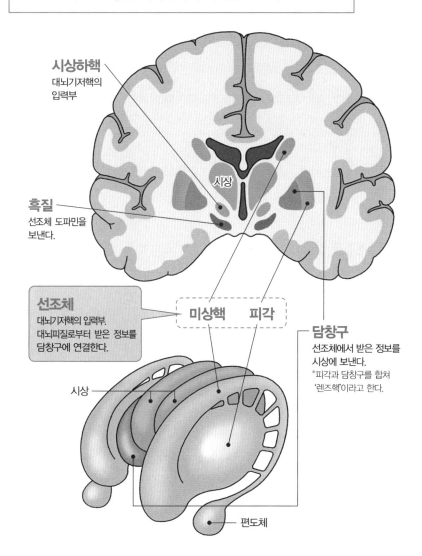

시상하핵
대뇌기저핵의 입력부

흑질
선조체 도파민을 보낸다.

시상

선조체
대뇌기저핵의 입력부. 대뇌피질로부터 받은 정보를 담창구에 연결한다.

미상핵 피각

담창구
선조체에서 받은 정보를 시상에 보낸다.
*피각과 담창구를 합쳐 '렌즈핵'이라고 한다.

시상

편도체

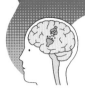

49 대뇌의 작용으로 다양한 기억이 만들어진다

사람은 온갖 종류의 기억을 하며 살아간다

기억은 기억할 수 있는 기간에 따라 단기 기억과 장기 기억으로 나눌 수 있다.

예를 들면 단기 기억은 배달음식을 주문할 때 일시적으로 기억하는 음식점 전화번호와 같은 것으로 뭔가 작업을 할 때만 기억하는 짧은 기간의 기억이다. 장기 기억은 내용에 따라서 진술 기억과 비진술 기억으로 나눌 수 있다.

진술 기억은 말로 표현할 수 있는 기억으로 에피소드 기억(일화 기억)과 의미 기억으로 나눌 수 있다.

에피소드 기억은 실제로 체험한 사건의 기억이다. 감각이나 감정이 깊이 관련된 장기간 잊지 못할 기억이기도 하다(뇌의 발달이 미숙한 3세 이전의 유아에게는 이런 기억이 없다). 의미 기억은 반복해서 외운 기억, 말하자면 지식 같은 것으로 자꾸 쓰지 않으면 기억해내기 어렵다. 이러한 기억의 형성에는 대뇌변연계의 해마가 깊게 관련되어 있다. 보고 들어 뇌에 들어간 정보는 해마에 단기기억으로 일시 저장된 후 지워진다. 하지만 **해마는 기억을 정리하여 외워야 할 것과 그렇지 않은 것을 선별한 후 외워야 한다고 판단한 정보를 대뇌피질로 보낸다.** 거기서 기억이 고정되어 장기기억으로 저장된다. 뇌를 컴퓨터에 비유한다면 해마는 메모리, 대뇌피질은 하드디스크에 해당한다고 할 수 있다.

반면 비진술 기억은 운동이 수반되는 기억으로 절차 기억이라고도 한다. 절차 기억은 해마가 아니라 대뇌기저핵과 소뇌가 중심이 되어 기억을 형성한다.

기억의 분류와 종류

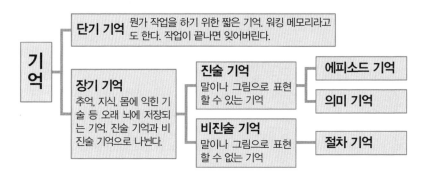

기억

단기 기억
뭔가 작업을 하기 위한 짧은 기억. 워킹 메모리라고도 한다. 작업이 끝나면 잊어버린다.

장기 기억
추억, 지식, 몸에 익힌 기술 등 오래 뇌에 저장되는 기억. 진술 기억과 비진술 기억으로 나뉜다.

진술 기억
말이나 그림으로 표현할 수 있는 기억

에피소드 기억

의미 기억

비진술 기억
말이나 그림으로 표현할 수 없는 기억

절차 기억

에피소드 기억

'언제, 어디에서, 무엇을'처럼 자기자신의 경험이나 사건에 관한 기억. 외우려고 하지 않아도 저절로 외워진다.

예 '여기까지 전철을 타고 왔다.', '어린 시절 개에게 물렸다.', '모두 함께 여행했던 적이 있다.' 등

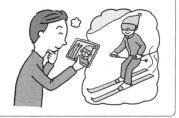

의미 기억

말의 의미나 수식 등 일반적인 지식이나 상식에 관한 기억. 학습을 통해서 얻지만 사용하지 않으면 잊어버린다.

예 말의 글자의 의미, 사람이나 물건의 이름, '1+1=2', '사과는 빨갛다'라고 하는 지식 등

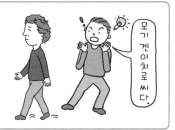

절차 기억

체험이나 경험을 통해 몸으로 익힌 운동 기술이나 인지 기능 같은 것으로 한 번 외우면 좀처럼 잊지 않는다.

예 악기 연주, 수영법, 자전거 타는 법 등

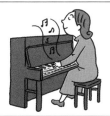

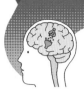

50 잊거나 떠올리는 기억의 메커니즘

기억이 어떻게 존재하는지 밝혀지고 있다

해마에서 대뇌피질로 보내진 진술 기억 정보는 신경세포를 자극하여 많은 신경세포와 시냅스가 결합된다. **그렇게 해서 생긴 기억의 회로가 대뇌피질에 저장된다.** 기억을 끄집어낼 때는 그 회로에 전기신호를 보내야만 불러와서 떠올릴 수 있다. **다만 오래 생각나지 않는 기억은 지워져 간다.**

나이가 들면 건망증 때문에 기억이 즉시 사라진다고 생각하는 사람이 있을지도 모르지만 꼭 그렇지는 않다. 건망증은 노화로 인해 기억을 끌어내려고 하는 전기신호의 에너지가 약해져서 기억의 회로에 신호가 가지 않는 것이 원인이지 기억 자체가 사라져 일어나는 것은 아니다.

잊고 싶지 않은 기억은 자주 떠올려 보는 것이 중요하다.

최근 연구에 의해 기억의 종류에 따라 저장되는 뇌의 위치가 다르다는 사실이 밝혀졌다. 에피소드 기억은 전두엽에, 의미 기억은 측두엽에, 감정과 관련된 기억은 편도체에 저장된다.

한편 비진술 기억(절차 기억)은 대뇌기저핵의 선조체와 소뇌에 저장된다.

대뇌기저핵은 뇌가 우리 몸의 근육을 움직이게 하거나 멈출 때, 소뇌는 근육이 자연스럽게 움직일 수 있도록 동작을 미세하게 조정하는 기능을 한다. 사람은 이 기능을 이용하여 몸을 움직이는데, 몇 번 반복하다 보면 그 중 선조체와 소뇌에서는 신경세포 네트워크가 만들어진다. 이것으로 올바른 움직임을 학습하고 기억되는 구조가 되는 것이다. 이렇게 만들어진 신경세포 네트워크는 사라지지 않고 오래도록 남는다.

기억 저장에 관여하는 뇌의 부분

전두엽
에피소드 기억이
저장되어 있다.

대뇌기저핵
비진술 기억이 저장되어
있다. 소뇌보다 대략적인
움직임의 기억으로 근육
을 움직이거나 멈출 때
작용한다.

측두엽
의미기억이 저장
되어 있다.

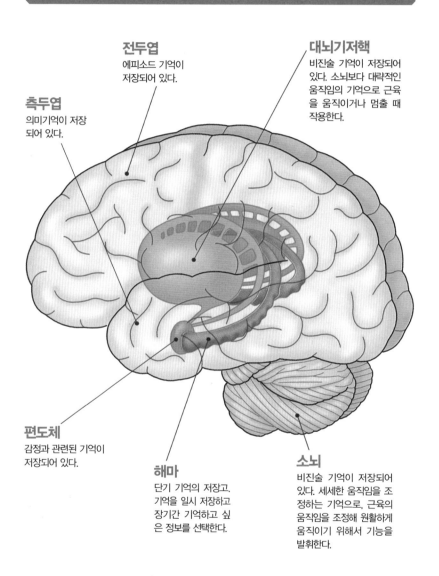

편도체
감정과 관련된 기억이
저장되어 있다.

해마
단기 기억의 저장고.
기억을 일시 저장하고
장기간 기억하고 싶
은 정보를 선택한다.

소뇌
비진술 기억이 저장되어
있다. 세세한 움직임을 조
정하는 기억으로, 근육의
움직임을 조정해 원활하게
움직이기 위해서 기능을
발휘한다.

51 수면은 대뇌의 리프레시 타임

수면 중의 뇌는 낮과는 다른 모드로 활동을 계속한다

대뇌는 매일 끊임없는 정신 활동이나 운동을 제어하기 위해 많은 에너지를 소비하면서 활발하게 일한다. 그 때문에 휴식할 시간이 필요하다. 그게 바로 수면이다.

그렇다고 잠을 잘 때 뇌가 완전히 쉬는 것은 아니다. 대뇌는 쉬어도 생명 유지 활동을 담당하는 뇌간과 대뇌의 일부는 기능을 계속하며 낮과는 다른 모드로 활동한다.

수면 중의 활동 모드는 두 종류가 있다. 렘수면과 논렘수면이다.

렘수면은 몸이 잠들어 있으면서도 뇌는 활발하게 일하는 얕은 잠이고, 논렘수면은 대뇌 활동을 거의 정지하는 깊은 잠이다. '렘(REM)'은 급속 안구운동(Rapid Eye Movement)으로 렘수면 때는 눈꺼풀 밑에서 안구가 빠르게 움직이기 때문에 이렇게 불린다.

수면 중에는 긴 논렘수면 동안 짧은 렘수면이 나타나는데, 하룻밤에 4~5회 반복된다. 논렘수면의 목적은 대뇌를 휴식시키는 것이고, 렘수면의 목적은 논렘수면의 상태에서 각성으로 이끄는 것이라고 할 수 있다.

또 수면 중(특히 렘수면 중)에는 해마를 비롯한 기억과 관련된 부위는 활발하게 활동하며, 낮에 체험한 기억을 선별하고 가치가 있다고 판단된 기억을 새긴다.

이 작업과 꿈이 관련되어 있다는 사실을 보이는 연구 보고가 상당히 많다. 그 가운데는 수면 중의 뇌는 낮의 경험이나 학습 정보를 꿈으로 재생시켜 기억을 선별하는 게 아닐까 생각하는 의견도 있다.

수면 중 번갈아 찾아오는 렘수면과 논렘수면

렘수면

몸은 자고 있지만 뇌는 활동하는 얕은 잠. 새벽이 가까워질수록 길어진다. 1회 10~30분 정도이며 약 90분 간격으로 찾아온다. 뇌의 활동으로 꿈을 꾼다. 안구 운동을 한다.

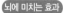

뇌에 미치는 효과

기억이 정리·고정된다.

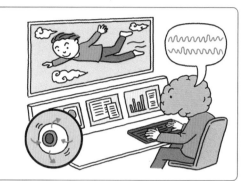

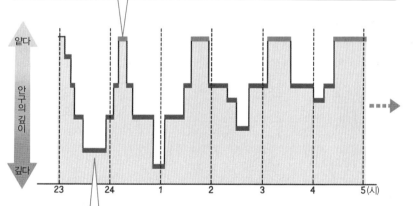

논렘수면

몸을 뒤척이거나 움직이기는 하지만 뇌가 활동하지 않는 깊은 잠. 깊이에는 단계가 있으며 새벽녘에 가까워질수록 얕고 짧아진다. 뇌는 활동하지 않기 때문에 꿈을 꾸지 않는다. 안구 운동은 하지 않는다.

뇌에 미치는 효과

뇌에 쌓인 피로가 풀린다.

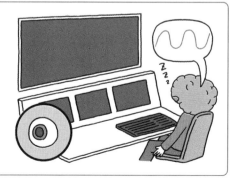

수면은 대뇌의 리프레시 타임

알아두어야 할 뇌에 대한 토막 지식

뇌에 대해 얼마나 알고 있을까?

토막 지식 1

신경세포를 연결하면 지구 25바퀴

뇌는 전기신호를 보내 정보를 주고받는 신경세포로 구성되며, 그 수는 수백 억에서 1,000억 개 이상이나 된다. 하나하나의 신경세포를 '뉴런'이라 하는데, 뉴런은 세포체 외에 축삭, 수상돌기로 이루어져 있다. 이것들을 모두 연결하면 100만 km나 된다. 지구 25바퀴를 돌 수 있는 길이에 해당하는 것이다.

신경세포끼리는 시냅스라고 하는 곳에서 연결되어 신호를 주고받는다. 그 속도는 초속 120m나 된다.

토막 지식 2

뇌의 용량은 4TB 하드디스크에 해당한다

만일 뇌가 컴퓨터라고 한다면 그 기억 용량은 어느 정도가 될까? 여러 계산 방법이 있지만 미국 연구소에서는 뇌 전체의 기억 용량이 약 1PB(1,024TB)라고 발표했다. 이것은 서류를 가득 수납한 4단식 캐비닛의 2,000만 개 분의 문자 정보에 상당하고, HD 품질의 영상이라면 13.3년분의 데이터 용량이라고 한다.

뇌는 인간에게 가장 중요한 기관이지만
외외로 우리가 모르는 것들이 많다.
그래서 여기에서는 뇌와 관련된 기본 지식을 소개하겠다.
다른 사람에게 알려주면 재미있어 할지도 모른다.

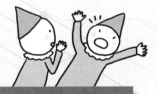

토막 지식 **3**

뇌는 최대의 산소 소비 기관

몸속에 흡수된 산소는 혈액을 타고 온몸을 도는데, 산소 소비량이 가장 많은 곳이 뇌이다. 100에 해당하는 양의 산소를 들이마셨다고 한다면, 뇌에는 그 중 20이 돌아간다. 신체의 모든 기관 수를 생각하면 뇌의 산소 소비량은 상당한 양이지만, 뇌가 작동하기 위해서는 그만큼 다량의 신선한 산소가 필요한 것인지도 모른다.

식후에 졸음이 오는 것은 많은 산소가 소화로 소비되어 뇌로 보내는 산소가 부족하기 때문이다.

토막 지식 **4**

뇌가 무거운 사람일수록 머리가 좋을까?

사람이 태어날 때 뇌의 무게는 남녀 모두 370~400g이다. 어른이 되면 남자는 1,350~1,500g이 되고, 여자는 1,200~1,250g이 된다. 체중의 약 2%에 해당되는 무게인 것이다. 머리가 좋은 사람의 뇌는 무겁다고 말하는 사람이 있지만, 뇌가 무겁기 때문에 머리가 좋다고 할 수는 없다. 20세기 최대의 천재라 불리는 아인슈타인의 뇌 무게는 1,200g을 조금 넘는 정도였다.

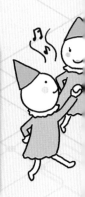

토막 지식 5

남자와 여자는 뇌의 구조에 차이가 있을까?

같은 인간인데도 남자와 여자의 뇌 구조에는 조금 다른 점이 있다. 뇌 전체가 아니라 대뇌의 우뇌와 좌뇌를 연결하는 전교련과 뇌량, 본능을 관장하는 시상하부에서는 남녀 차이를 볼 수 있다. 성별에 따른 이러한 구조상의 다름이 남녀 인격에 어떤 차이를 만드는지는 알 수 없다. 다만, 남자는 공간 인식 능력(공간 인지)이 강하고 여자는 언어 능력이 높은 것으로 알려져 있다.

토막 지식 6

우뇌형과 좌뇌형인 사람의 뇌는 다른 걸까?

우뇌와 좌뇌는 각각 하는 일이 다르다. 우뇌는 감각적이고 직감적인 사고를 담당하고, 좌뇌는 논리적인 사고와 언어 등을 관장한다.

이러한 점에서 우뇌가 발달한 사람은 창의적인 일이 적합하고, 좌뇌가 발달한 사람은 논리적인 일이 적합하다고 알려져 있었다. 하지만 뇌의 기능은 그리 단순하지 않아서 꼭 그런 것은 아니다. 우뇌형, 좌뇌형이라는 것은 뇌의 기능에서 오는 것이 아니라는 것이다.

토막 지식 7

머리의 좋고 나쁨은 뇌의 주름 수로 결정된다?

머리가 좋은 사람은 뇌에 주름이 많은 것으로 알려져 있다. 하지만 근거가 없다. 뇌의 주름은 대뇌피질의 표면에 있는 뇌고랑을 말한다. 인간의 뇌 주름은 1,600~2,000 cm² 넓이로 두개골 내부 넓이의 3배나 된다. 뇌에 있는 주름은 두개골 안에 뇌가 들어가야 하기 때문에 생겼다고 주장하는 사람도 있다.

뇌의 주름은 구겨진 종이처럼 불규칙한 것이 아니라 일정한 규칙성이 있다.

뇌는 포도당을 에너지원으로 사용한다

뇌가 원활하게 기능하려면 적당량의 포도당이 필요하다. 우리 몸에서 뇌가 차지하는 비율은 고작 2%에 불과하지만, 뇌가 사용하는 에너지는 무려 25%나 된다. 말하자면 뇌는 '대식가'인 셈이다.

뇌가 정상적으로 작동하기 위해서는 그만큼 에너지가 필요하다는 얘기다. 그러니까 잘못된 다이어트를 하면 뇌에도 좋지 않은 영향을 미치게 된다.

'가위눌림'도 뇌와 관련이 있다!

잠을 자다 깼는데 몸을 옴짝달싹할 수 없을 때가 있다. 이런 가위눌림 현상을 귀신의 장난으로 여기는 사람조차 있으나 사실 이것도 뇌와 관련된 수면마비 증상이다. 수면마비는 꿈을 꾸는 렘수면 단계에서 흔히 나타나는 증상으로 뇌는 깨어 있는데 몸이 잠든 상태일 때 일어난다. 수면마비 증상이 나타나도 시간이 지나면 몸을 움직일 수 있으므로 무서워하거나 당황하지 않아도 된다.

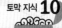

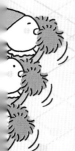

긴장하면 머릿속이 하얘지는 이유는 뭘까?

긴장했을 때, 마치 머릿속을 지우개로 지운 것처럼 머릿속이 하얘지는 경험을 한 번쯤 해봤을 것이다. 이때 뇌 속에서는 무슨 일이 일어나는 것일까? 긴장하면 기억을 관장하는 해마에게 '긴장하고 있다'는 신호가 전달된다. 그러면 해마는 예전 실패의 기억을 끄집어내기 시작한다. 그 쓰라린 기억 때문에 다른 것은 아무것도 생각할 수 없게 되는 것이다. 이럴 때는 대중 앞에선 자신을 떠올려보라. 실전에서도 이 모습 이대로라고 느끼면 긴장이 완화된다. 심호흡을 하는 것도 도움이 된다.

잠 못들 정도로 재미있는 이야기

뇌

2022. 10. 26. 1판 1쇄 발행
2024. 8. 28. 1판 2쇄 발행

지은이 | 모기 겐이치로(茂木健一郎)
감 역 | 박주홍
옮긴이 | 김선숙
펴낸이 | 이종춘
펴낸곳 | BM (주)도서출판 성안당

주소 | 04032 서울시 마포구 양화로 127 첨단빌딩 3층(출판기획 R&D 센터)
10881 경기도 파주시 문발로 112 파주 출판 문화도시(제작 및 물류)
전화 | 02) 3142-0036
031) 950-6300
팩스 | 031) 955-0510
등록 | 1973. 2. 1. 제406-2005-000046호
출판사 홈페이지 | www.cyber.co.kr
ISBN | 978-89-315-5821-0 (04080)
978-89-315-8889-7 (세트)
정가 | 9,800원

이 책을 만든 사람들
책임 | 최옥현
진행 | 조혜란
교정·교열 | 최동진
본문 디자인 | 김인환
표지 디자인 | 이대범
홍보 | 김계향, 임진성, 김주승
국제부 | 이선민, 조혜란
마케팅 | 구본철, 차정욱, 오영일, 나진호, 강호묵
마케팅 지원 | 장상범
제작 | 김유석

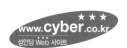
www.cyber.co.kr
★★★
성안당 Web 사이트